甲状腺疾病必读

黄仰模　主编

中国中医药出版社

·北　京·

图书在版编目（CIP）数据

甲状腺疾病必读 / 黄仰模主编 .—北京：中国中医药出版社，
2020.6（2022.1 重印）
ISBN 978 – 7 – 5132 – 5995 – 8

Ⅰ . ①甲… Ⅱ . ①黄… Ⅲ . ①甲状腺疾病—防治—问题解答
Ⅳ . ① R581-44

中国版本图书馆 CIP 数据核字（2019）第 289251 号

中国中医药出版社出版

北京经济技术开发区科创十三街 31 号院二区 8 号楼
邮政编码　100176
传真　010-64405721
廊坊市祥丰印刷有限公司印刷
各地新华书店经销

开本 880×1230　1/32　印张 5　字数 111 千字
2020 年 6 月第 1 版　2022 年 1 月第 2 次印刷
书号　ISBN 978 – 7 – 5132 – 5995 – 8

定价　36.00 元
网址　www.cptcm.com

服 务 热 线　010-64405510
购 书 热 线　010-89535836
维 权 打 假　010-64405753

微信服务号　zgzyycbs
微商城网址　https://kdt.im/LIdUGr
官 方 微 博　http://e.weibo.com/cptcm
天猫旗舰店网址　https://zgzyycbs.tmall.com

如有印装质量问题请与本社出版部联系（010-64405510）
版权专有　侵权必究

《甲状腺疾病必读》
编委会

主　编　黄仰模
副主编　刘　浩　郑献敏
编　委　曾佑良　黄奕蕾

前　言

　　随着生活节奏的加快，甲状腺疾病的患病率呈逐年上升趋势。有研究显示，我国甲状腺结节患病率高达 18.6%。如果加上其他甲状腺疾病，如甲状腺功能亢进（甲亢）、甲状腺功能减退（甲减）、甲状腺炎等，则甲状腺疾病的患病率会更高。

　　亲爱的读者朋友们，甲状腺疾病可能正在您的家人、亲戚和朋友中发生。您想进一步了解与甲状腺疾病相关的专业知识吗？您想知道如何科学地防治甲状腺疾病吗？本书会为您提供答案。本书旨在为高等医学院校师生、中西医临床医生、甲状腺疾病患者、未患甲状腺疾病却很关心自身健康的朋友们提供专业的疾病讲解和预防知识。该书从甲亢、甲减、甲状腺炎、结节性甲状腺肿、甲状腺癌等疾病的病因、表现、诊断、治疗、食疗、预防等方面提出了百余个问题，采取以患者的身份询问医生，医生回答问题的方式进行叙述。

　　本书既有内分泌专科的基础理论，又有深入浅出的专业叙述，对读者有开卷有益的帮助。本书集学术与科普为一身，即使是非专业的读者也能看得懂。希望本书能对甲状腺疾病患者和家属有一定的帮助，也希望能帮助没有甲状腺疾病的朋友远离它。

《甲状腺疾病必读》编委会

2020 年 4 月

C目　录
ONTENTS

甲状腺的解剖生理

1. 甲状腺的结构是什么

甲状腺是腺体组织，重量 20~30g，属于内分泌器官，触之多柔软、光滑。它位于颈部甲状软骨下方，气管的两旁。人类的甲状腺形似蝴蝶，棕红色，犹如盾甲，位于喉结的下方 2~3cm 处，又形如"H"，分左右两个侧叶，中间以峡部相连，可由峡部向上伸出一个锥状叶，有时可达舌骨（图1）。甲状腺腺体借外层被膜固定于气管和环状软骨上，并借左右两叶上极内侧的甲状腺悬韧带悬吊于环状软骨，吞咽时甲状腺可随喉上下移动。临床上可借此判断颈部肿块是否与甲状腺有关，肿大可进一步引起脖子肿大，俗称"大脖子"病。甲状腺的基本构成单位是腺泡，对碘有很强的聚集作用，是维持人体正常新陈代谢、生长发育过程中不可缺少的组成部分。

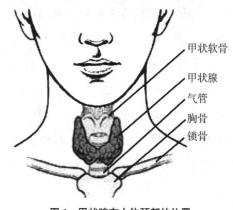

甲状软骨
甲状腺
气管
胸骨
锁骨

图1 甲状腺在人体颈部的位置

2. 甲状腺有什么作用

甲状腺是人体最大的内分泌腺体，其主要的生理功能为合成、储藏和分泌甲状腺激素，通过甲状腺激素作用于机体来调节体内的糖、脂肪及蛋白质等各种物质的代谢，调节人体内分泌系统，对维持生命活动至关重要。

甲状腺具有富集饮食中碘的作用。饮食中的碘在肠黏膜上首先转化为碘化物后被吸收进入到血液里，血液中的碘很快被甲状腺吸收浓缩，致使甲状腺内的碘浓度比血液中的碘浓度高 20~40 倍。因此，甲状腺对碘有很强的聚集作用。继而通过一系列的生物化学反应合成甲状腺激素。

甲状腺的功能受脑中的化学信号调节，其正常的作用机理是通过"下丘脑 – 脑垂体 – 甲状腺轴"调节。下丘脑分泌促甲状腺激素释放激素，促使脑垂体分泌促甲状腺激素，促甲状腺激素又促进甲状腺激素的合成和分泌，从而促进机体产热。

甲状腺激素在调节机体物质代谢和生长发育中发挥着重要作用。如果甲状腺激素合成、分泌或生物效应不足（甲状腺功能减退，简称"甲减"），人的身体就会矮小，大脑发育障碍，智力低下，发生痴呆。此外，少女长"大脖子"（青春期甲状腺肿），有的也是因为甲状腺激素供不应求。因此，促甲状腺激素分泌增加会导致甲状腺组织增生肥大。如果甲状腺激素分泌过多（甲状腺功能亢进，简称"甲亢"），机体会出现食欲增加、体重减轻、心动过速、情绪易于激动、怕热多汗、手抖、突眼等。

甲状腺疾病的源流

3. 我国古代关于甲状腺疾病的记载及认识

甲状腺疾病中医称"瘿病"，是因情志内伤、饮食及水土失宜等因素引起的，气滞、痰凝、血瘀壅结颈前为基本病机，以颈前喉结两旁结块肿大为主要临床特征。

在公元前3世纪，我国已有关于瘿病的记载。战国时期的《庄子·德充符》即有"瘿"的病名。《吕氏春秋·季春纪》所说的"轻水所，多秃与瘿人"，不仅记载了瘿病的存在，而且观察到瘿的发病与地理环境密切有关。《诸病源候论·瘿候》指出瘿病的病因主要是情志内伤及水土因素，如有"瘿者由忧恚气结所生，亦曰饮沙水，沙随气入于脉，搏颈下而成之""诸山水黑土中，出泉流者，不可久居，常食令人作瘿病，动气增患"等论述。

古人将甲状腺疾病分门别类。隋·巢元方《诸病源候论》将瘿分为血瘿、肉瘿、气瘿三种。唐·孙思邈的《备急千金要方》提出了石瘿、气瘿、劳瘿、土瘿、忧瘿五瘿的名称。宋·陈无择《三因极一病证方论·瘿瘤证治》主要根据瘿病局部证候的不同，提出了瘿病的另外一种分类法，将其分为石瘿、肉瘿、筋瘿、血瘿及气瘿等。如有"坚硬不可移者，名曰石瘿；皮色不变，即名肉瘿；筋脉露结者，名筋瘿；赤脉交络者，名血瘿；随忧愁消长者，名气瘿"的记载，并强调"五瘿皆不可妄决破，决破则脓血崩溃，多致夭枉"的特点。

4. 历代医家对于甲状腺疾病的治疗

一是手术治疗。《三国志·魏书》引《魏略》记载贾逵"发愤生瘿，后所病稍大，自启愿欲令医割之"，而曹操劝告贾逵"吾闻十人割瘿九人死"，这说明在公元3世纪前，已经有了通过手术治疗瘿病的尝试。

二是中药治疗。秦汉时期的《神农本草经》记载"海藻主瘿瘤气"。东晋葛洪的《肘后备急方》记载"海藻酒治瘿病"。南北朝时期的《僧深集方》记载"五瘿丸治瘿病"，其是以含甲状腺素的动物脏器治疗瘿病的较早方剂。金·张从正的《儒门事亲·瘿》记载"夫瘿囊……以海带、海藻、昆布三味，皆海中之物，但得二味，投之于水瓮中，常食亦可消矣"，明确了防治瘿病的食物和方法。明·李时珍的《本草纲目》记载用黄药子酒治疗瘿病。明·陈实功的《外科正宗》记载的海藻玉壶汤、清·顾世澄的《疡医大全》记载的四海舒郁丸都是治疗瘿病的方法。

甲状腺疾病的病因

5. 甲状腺疾病与先天禀赋有关吗

禀赋就是先天体质因素，如女性在经、孕、产、乳等时期的生理特点与肝经气血有密切的关系，这就是女性的体质特点，即禀赋。中医学认为，肝主情志、主疏泄。人们一旦在工作、生活中经受的压力较大，便可情志失常，从而引起肝主疏泄的功能失调、肝气郁结、心情不舒畅等症状。而气滞、痰凝、血瘀壅结颈前则会形成瘿病。女性的体质特点使其更易患甲状腺疾病。有些甲状腺疾病，如甲亢、甲状腺肿瘤等与遗传有一定的关系。最常见的是患有弥漫性毒性甲状腺肿（Graves 病）的孕妇，在妊娠期间体内高浓度的促甲状腺素受体刺激抗体经胎盘进入胎儿，有时会使胎儿出生后出现甲亢症状，这是通过母婴垂直传播的临床表现。

6. 甲状腺疾病的发生与地域有关吗

甲状腺疾病的发生主要与碘的代谢异常有关，而碘的代谢与碘的摄取有关，摄取不足或者过多均可以引起甲状腺疾病。碘在不同地区分布是不均匀的，近海洋地区的食物碘含量高于远离海洋地区的食物碘含量。不同地区水土中碘含量的多少可进一步影响到动植物体内碘的含量，且人们饮用的水中碘含量也不同。因此，甲状腺疾病的发生与地域有关。

地方性甲状腺肿多见于山区和远离海洋的地区，由于碘缺乏导致甲状腺激素合成不足，人体通过体内激素的调节反馈，刺激甲状腺增生肥大而出现甲状腺肿大，俗称"大脖子"病。

居住靠近海洋地区的人群，常常食用含碘量高的海产品，体内甲状腺激素过多，通常会引起甲亢。

流行病学研究显示，已被证实和／或疑似影响甲状腺形态和功能的环境内分泌干扰物（简称 EEDs）多达数百种。EEDs 主要为人工合成的化学物质，包括高氯酸盐、多卤芳烃类、双酚A、有机氯杀虫剂、某些药物和重金属、植物激素类等。环境污染严重的地区，人群甲状腺疾病的发病率会明显升高。越来越多的研究显示，EEDs 可严重影响甲状腺功能亢进而诱发自身免疫性甲状腺疾病的发生，且有潜在的致甲状腺肿瘤的作用。EEDs 在不同地区有所区别，因此甲状腺疾病的发病率在不同地区也不同。

7. 甲状腺疾病的发生与青春期有关吗

甲状腺可分泌促进生长发育的甲状腺素。合成甲状腺素需要碘作为原料，如果食物和水中的碘含量不足，或身体需要甲状腺素量增加时，就易引起甲状腺的代偿性增生，逐渐变肥大。少女在青春期甲状腺素的需要量和分泌量相应增加，需要碘量也相应增多，如果摄入的碘量不足以供应这种增加的需求，就会发生甲状腺代偿性肿大，称为青春期甲状腺肿大。这种现象发展很慢，除甲状腺部位肥大外，早期常无其他自觉症状，大多可以自行消退。如肿大程度较小，不需治疗，可常食用含碘较多的海带、紫菜等海产品；如果肿大比较严重，可在医生指导下服用碘剂。另外，青春期少年在有遗传背景或高碘的环境下，因为甲状腺激素的代谢旺盛而容易发生甲亢。

进入青春期的男女，在短短几年内，个头长高了，男孩子长出胡子、体毛变粗，女孩子乳房发育、月经来潮，这是体内分泌激素所起的作用。激素又称荷尔蒙，它是人体内分泌腺分泌出的一种化学物质，释放入血，影响人体的新陈代谢，使组织、器官生长发育，其生理功能发生变化。人体内的激素有很多种，在青春期促进人体生长发育和生理机能发生变化的激素主要有四种：生长激素、甲状腺激素、肾上腺激素及性激素（雄激素、雌激素及孕激素）。

（1）生长激素

生长激素是由脑垂体分泌的生长激素，直接作用于全身的组织细胞，能增强新陈代谢，加速有用物质的合成和积累，有利于增加细胞的体积和重量，促进机体的生长，特别是能促进骨的生长。如果幼年时期生长激素分泌不足，就会出现生长迟缓、身体矮小的状况。

（2）甲状腺激素

甲状腺既是制造甲状腺激素的工厂，又是一个调节开关，通过制造分泌甲状腺激素来调控使用能量的速度、制造蛋白质、调节身体对其他激素（荷尔蒙）的敏感性。甲状腺激素是人体生长、发育和成熟的一种重要激素，脑垂体分泌的生长激素也是借助甲状腺激素而发挥作用的。如果幼年时期甲状腺激素分泌不足（甲状腺功能减退，简称甲减），那么与身体发育有关的其他激素分泌也将受到影响，人的身体就会矮小，大脑发育障碍，智力低下，发生痴呆。少女长"大脖子"（青春期甲状腺肿），有的就是因为甲状腺激素供不应求。

（3）肾上腺激素

肾上腺激素由肾上腺分泌，和青春期发育密切相关的有盐皮质激素、糖皮质激素、雄激素等。其中，肾上腺雄激素能帮助人体快速生长，使肌肉发达，皮肤下面积存脂肪，对体毛的长出和声音的改变都有一定的作用，男孩女孩都有这种激素，但对女孩来说却更为重要，因为这是女孩体内雄激素的主要来源。

（4）性激素

男孩性激素主要是由睾丸分泌，女孩性激素主要是由卵巢分泌。性激素对于出现和维持男女第二性征有重要作用。女孩的性激素能促使子宫发生变化，以促进阴道、子宫、输卵管和卵巢本身的发育，同时子宫内膜增生而产生月经。

以上激素在人的青春期都有重要的作用，它们在人体内有着严密的控制体系"下丘脑－脑垂体－靶腺"系统。下丘脑能分泌多种释放激素，如生长激素释放激素、促甲状腺激素释放激素、促性腺激素释放激素等。这些释放激素再作用于脑垂体，能促使脑垂体分泌各种有关的激素，如生长激素、促甲状腺激素、促性腺激素等。这些激素可促使相应的靶腺，如甲状腺、性腺等，分泌有关激素进而发挥作用。其中，脑垂体分泌的促甲状腺激素能促进甲状腺生长和分泌甲状腺激素，通过甲状腺激素发挥作用；脑垂体分泌的促性腺激素能促使卵巢分泌雌激素和孕激素，通过雌激素和孕激素发挥作用。

8. "大脖子"病（地方性甲状腺肿）与地域有关吗

"大脖子"病（地方性甲状腺肿）与地域有关，因为"大脖子"病的发生易受到水土环境及生活习惯的影响，表现为不同地区的人饮食或居住环境不同，造成"大脖子"病发生概率差异较大。如若一旦饮食不调、水土失宜，则易患"大脖子"病。从中医角度来看，一是影响脾胃的功能，使脾失健运，不能运化水湿，聚而生痰；二是影响气血的正常运行，痰气瘀结颈前则发为瘿病。现代研究普遍认为"大脖子"病与碘的摄入量有关，碘缺乏会导致甲状腺激素合成不足，通过体内激素的调节反馈，刺激甲状腺增生肥大从而出现甲状腺肿大。

9. 甲状腺功能亢进症与饮食有关吗

甲状腺功能亢进症（简称甲亢）是由于甲状腺合成释放过多的甲状腺激素进入血液循环，引起机体代谢亢进和交感神经兴奋的病变状态。碘是甲状腺合成甲状腺激素的重要原料，主要是从食物中摄取的。世界卫生组织（简称WHO）推荐的成人每日碘摄入量为150μg。如果饮食物中碘含量过多，如多吃海带、紫菜等食物，或者食物添加剂中碘含量过多（碘盐、海盐等），过多的碘（无机碘化合物）经胃肠道吸收入血循环，迅速被甲状腺摄取浓缩，通过一系列生物反应最终会合成甲状腺激素；过多的甲状腺激素分泌至血液循环，会加速人体物质代谢和内分泌调节作用，从而引起甲亢。

10. 甲状腺功能亢进症和七情有关吗

什么叫七情？七情是指喜、怒、忧、思、悲、恐、惊。这是人的精神活动的七种状态，是人常有的思想感情。七情又是中医病因学中的内因，很多疾病都与七情有关。甲状腺功能亢进症（简称甲亢）的发病与七情非常密切。人非草木，岂能无情！人人都有七情，但是七情过度就会引起很多疾病。大怒、忧愁忧虑、过思、过分悲哀、过分恐惧、过分惊慌等负面情绪均可导致甲亢。

我国古代医家对情绪导致甲亢已有深入认识。隋·巢氏《诸病源候论·瘿候》曰："瘿气由忧愤气结所生。"明代《医学入门》曰："原因忧恚所致，故又曰瘿气，今之所谓影囊者是也。"均认为瘿气与情志郁结有关。又如肝主疏泄，具有保持全身气机疏通畅达、通而不滞、散而不郁的作用。社会生活压力引起患者情志不遂，肝失疏泄，肝气郁结，气行郁滞，导致津液输布障碍，聚而为痰，痰气郁结于颈部而引起瘿气。情志活动主要是心神的生理功能，同时与肝的疏泄有密切关系，因为正常的情绪活动主要依赖于气血的正常运行。情志异常对机体生理活动的影响主要也在于干扰正常的气血运行，社会生活压力引起患者情志抑郁，气血运行不畅而产生瘿气的表现。临床上，郁火从内而生者，多由心肝而起，尤以肝为主。社会生活压力常因所欲不遂，情志不畅，气郁不达，郁久化火而成，此火为壮火，是甲亢发生及发展演变的根源。多数患者早期表现的性情急躁、心烦易怒、容易激动、汗出、心悸、多食善饥、脉数（脉搏快，每分钟超过90次）等，为心肝胃火内炽、阳热偏盛的征象。

西医学对甲状腺疾病的病因还未完全阐明。免疫功能紊乱是较认同的观点，如甲亢和自身免疫性甲状腺炎同属自身免疫性甲状腺疾病。甲亢发病的最大元凶就是长期处于精神刺激，如精神紧张、忧虑等。而这些负性情绪大部分由社会生活等各种诱因引起，包括人际关系紧张、家庭关系不和、工作压力太大、精神长期抑郁或者遭受打击等，常常会造成患者内分泌规律性失调，最终导致甲亢发生。因此，在目前生活节奏极快、物质生活极大丰富的时代里，我们在追求物质享受的同时也一定要注重心理健康，学会自我调节，让自己较好的解压，远离甲亢。

11. 甲状腺功能减退症与甲状腺炎有关吗

甲状腺机能减退症（简称甲减）是由甲状腺炎引起的。而甲状腺炎是由病毒、细菌等引起的甲状腺组织损害，可伴甲状腺自身免疫反应的免疫损害。成人甲减的主要病因是自身免疫性甲状腺炎，炎症的淋巴细胞广泛浸润甲状腺的滤泡结构，引起萎缩、增生及纤维化，致使甲状腺合成和分泌激素减少。桥本甲状腺炎患者在早期可有甲亢的表现，可按甲亢治疗，但要密切观察甲状腺功能，一旦出现甲减症状，应立即停用抗甲状腺药物，改为按甲减治疗。

12. 甲状腺功能减退症与甲状腺疾病的治疗有关吗

甲状腺疾病的治疗方式包括药物治疗、手术治疗、放射治疗，相关治疗可引起甲状腺功能被破坏。

一些药物可引起甲状腺功能减退症（甲减），如碳酸锂、丙硫氧嘧啶、甲巯咪唑等，可过度抑制甲状腺功能，从而引起甲减。另外，抗甲状腺药物用药过度或未及时减少药量，也可导致甲减。据统计，甲亢治疗 10 年内的甲减累积发生率为 40%。

手术治疗可引起甲减，如手术治疗甲亢、结节性甲状腺肿、甲状腺癌等均可引起甲减。甲状腺全切除手术，容易引起甲状腺组织受损、破坏或切除过多，使甲状腺功能下降，导致甲状腺合成和分泌甲状腺激素减少，引起手术后发生永久性甲减。有报道显示，甲状腺手术后甲减的发生率为 5%~30%。甲减是甲状腺切除术后最主要的远期并发症。手术致甲状腺残留量过少引发甲减主要是残留腺体的血液供应不足的原因。甲状腺切除术虽然结扎了甲状腺上、下动脉，但由于甲状腺上、下动脉分支与咽喉部、气管、食管的动脉之间都有广泛的吻合、沟通，甲状腺的残留部分有足够的血液供应，但如果在咽喉部、气管、食管与甲状腺之间分离太广，会使它们之间的吻合、沟通破坏太大而影响残留腺体的血供，导致缺血使残留腺体不同程度的变性、萎缩而导致甲减。

放射治疗引起甲减。^{131}碘（^{131}I）治疗甲亢的机理主要是口服 ^{131}I，放射性碘聚集到甲状腺而破坏甲状腺滤泡上皮细胞，起治疗作用，该种方法的优点是疗效可靠。放射治疗的并发症是永久性甲状腺功能低下症（永久性甲减），治疗后时间越长，发生率越高。放射性碘治疗可诱发自身免疫性甲状腺炎，甲状腺组织因炎症而损害了其结构与功能，从而引起甲减。

13. 甲状腺炎与咽喉痛有关吗

甲状腺炎病因与病毒、细菌感染有关，可以在患者甲状腺组织中发现这些病毒，或在血清中发现这些病毒的抗体。患者发病前 1~3 周常出现病毒性咽喉炎的症状，同时伴有鼻塞、流涕、全身肌肉酸痛、发热、多汗、心率快等感冒的症状。患者的颈部淋巴结肿大，可伴有腮腺炎。检查颈部甲状腺时发现肿胀，患者自述疼痛，且伴有做吞咽动作时疼痛加重。叶海军等人研究发现，甲状腺炎的临床症状与咽喉炎相似，亚急性甲状腺炎经常表现为咽喉的疼痛及阻塞，容易被诊断为慢性咽炎，故临床上要注意鉴别诊断。

14. 结节性甲状腺肿与七情有关吗

结节性甲状腺肿是甲状腺结节性疾病，表现为颈部甲状腺肿大，可用手触及或 B 超检查发现甲状腺内的独立单个或多个结节，腺体表面光滑，质地柔软，随吞咽上下移动。

七情就是中医所说的喜、怒、忧、思、悲、恐、惊七种精神活动状态，即七种情绪，并且分别归属于心（喜）、肝（怒）、脾（忧、思）、肺（悲）、肾（恐、惊）五个脏腑。

结节性甲状腺肿是水、气和血运行瘀滞，导致津液输布障碍，聚而为痰，痰气郁结于颈部而形成颈部甲状腺肿大。

水、气和血的正常运行需要人体五脏六腑功能正常，协调配合，特别与肺、脾、肾三个脏腑关系最密切。人的喜、怒、哀、乐等情绪的变化均可引起五脏六腑生理功能的变化，影响到水液、气和血的运行。情志异常对机体生理活动的影响主要也在于干扰正常的气血运行，一旦气血运行不畅就会聚集在某个部位形成肿胀。

15. 甲状腺癌与哪些因素有关

甲状腺癌分为乳头状甲状腺癌、滤泡甲状腺癌、髓样癌、未分化癌四种类型。其病因尚未明确，主要与下面几种因素有关：①遗传因素：家族中有甲状腺癌患者，该家族中其他人患病概率较高。②放射性因素：从事有关放射性工作的人员发病率明显高于常人。③碘摄入量：摄入碘盐或含碘食品、药品过多或过少易导致甲状腺癌。④小部分结节性甲状腺肿可逐渐发展为甲状腺癌。

甲状腺疾病的症状

16. 甲状腺疾病中医心系病证有什么临床表现

中医学认为，心主血脉，又主神明，心系病证主要表现为血脉运行的障碍和情志思维活动的异常。中医心系病证有虚有实，虚证为气血阴阳不足，实证为火热痰瘀等，主要表现为心悸、胸痹、失眠等。如果甲状腺患者出现心悸、气短、胸闷、心痛、不寐等均归属于甲状腺疾病中医心系病证。

临床上，甲状腺功能亢进症（简称甲亢）患者多表现为阴虚火旺证，常见颈部肿或大或小，质软，病起缓慢，心悸不宁，心烦少寐，易出汗，手指颤动，眼干，目眩，倦怠乏力；舌质红，舌体颤动，脉弦细数。甲状腺功能减退症（简称甲减）患者多表现为心阳气不足证，常见心悸，气短，脉虚，无力，胸闷心痛，肢体浮肿，虚胖，舌淡，苔白。

17. 甲状腺疾病中医肺系病证有什么临床表现

肺主气，司呼吸，中医肺系病证主要表现为气机出入升降失常。肺气升降不利可出现咳嗽、气喘、胸闷等。肺开窍于鼻，鼻为肺窍，是呼吸的通道，为肺气出入的门户。因此，鼻子的通气病变是肺的病变。甲状腺位于肺系的气管通道上，所以甲状腺患者出现呼吸不利的咳嗽、气喘、鼻塞、咽喉疼痛等均归属于中医肺系病证。

甲状腺疾病中医肺系病证的主要临床表现为颈前正中肿大，咽痛，咽喉异物感，喉间痰结，气逆，咳嗽，易感冒，恶风，舌淡，苔薄白，脉浮、滑、细等。这些症状由肺气阴两虚、阴虚肺热、痰浊阻肺等因素引起。甲亢严重时除了出现心悸、心慌等心系症状外，还常可出现气促、短气、呼吸困难等中医肺系症状；甲状腺炎常出现咳嗽、气喘、鼻塞、咽喉疼痛等中医肺系症状。

18. 甲状腺疾病中医肝系病证有什么临床表现

肝为风木之脏，肝主情志，主疏泄而藏血，其气升发，喜条达而恶抑郁，主筋，开窍于目，与胆相表里、肝以血为体，以气为用，体阴而用阳，集阴阳气血于一身，成为阴阳统一之体。故其病理变化复杂多端，易形成肝气抑郁，郁久化火，肝阳上亢，肝风内动。凡是甲状腺疾病患者出现中风、抖动、头晕目眩、癫狂等风动的症状，以及情绪时常波动、郁闷、喜太息，或兼胸胁窜痛、性情急躁、易怒、口苦等均属于中医肝系病证。

甲状腺疾病中医肝系病证主要表现为肝气郁滞和肝阴虚火旺。肝气郁滞主要表现为颈前正中肿大，质软不痛，颈部觉胀，胸闷，喜太息，或兼胸胁窜痛；苔薄白，脉弦。肝阴虚火旺主要表现为烦热，容易出汗，性情急躁易怒，眼球突出，手指颤抖，面部烘热，口苦；舌质红，苔薄黄，脉弦数。

研究显示，甲亢患者分泌的甲状腺激素过多可直接损害肝细胞，同时其引起的代谢旺盛会导致肝细胞消耗更多的氨基酸、维生素等，肝细胞代谢耗氧增加，肝酶学代谢紊乱等一系列的肝细胞损害。甲亢的一些自身免疫病变亦可对肝造成损害。肝功能检查表现为肝功能不正常。

19. 甲状腺疾病中医脾系病证有什么临床表现

　　脾与胃互为表里，脾主运化，又主统血。胃主受纳腐熟水谷，脾升胃降，燥湿相济，共同完成水谷的消化吸收与输布，为气血生化之源，后天之本。其病变主要表现为运化与输布功能异常进而引起呕吐、腹泻、腹胀等症。临床上甲状腺疾病患者易出现食欲旺盛、食后不久即感饥饿、大便次数增多或腹泻、身体消瘦等症状，这些均归属于甲状腺疾病中医脾系病证。

　　甲状腺疾病中医脾系病证分为甲亢和甲减的临床表现。甲亢中医脾系病证主要表现是颈部肿大，食欲旺盛，容易饥饿，饮食饭量增加，大便次数增多或腹泻，身体消瘦，苔薄白或白腻，脉弦或细数。甲减的中医脾系病证主要为呕吐纳少，面色少华，腹胀，食入为甚，便溏，四肢发凉，少气懒言，头身困重，舌淡，苔白，脉濡或弱等脾阳不足，运化无权的特征。

　　有研究显示，Graves（格雷夫斯）病甲亢患者的慢性胃炎症状，不仅与患者升高的甲状腺激素和低胃泌素血症的直接刺激有关，而且还与其胃肠组织甲状腺激素相关抗体，诱导膜的局部炎症反应有关。甲亢引起腹泻的原因可能与甲状腺激素增加有关，甲状腺激素可通过多种途径引起胃肠蠕动加快，消化、吸收不良。亦有研究发现，甲亢患者存在胃肠功能紊乱的症状，如多食易饥（占 58.7%）、食后腹胀（占 38.5%）、恶心和呕吐（占 19.2%）、便溏和便频（占 45.2%）、便硬和便难（占 22.1%）等。并且甲亢不同证型的胃肠道症状有一定差异。多食、易饥以肝胃火旺型为多，同胃热程度较重有关；食后腹胀、恶心呕吐、大便改变则以气阴两虚型较多，与肝脾不和有关；但是多食、易饥、便溏、便频等程度同甲状腺激素的含量呈正相关（即甲状腺激素的含量越高，这些症状的程度越严重）。原因可能是与甲状腺激素加速人体的新陈代谢、刺激肠蠕动加快有关。如甲亢患者体表胃肠电活动的异常，能解释甲亢患者有关胃肠道症状的某些发生机制。

20. 甲状腺疾病中医肾系病证有什么临床表现

肾与膀胱为表里，主藏精，为人体生长、发育、生殖之源；内藏元阳，为生命活动之根，称为先天之本；主骨，生髓，通脑；开窍于耳及二阴。肾的病变主要是肾精亏虚，阳虚水泛等。根据这些机理，临床上凡是出现生长发育缓慢或过快、女性的月经不调、男性的阳痿、腰酸膝软、夜尿增多或尿少、无尿、肢体浮肿、耳鸣耳聋、怕冷、手足发凉、骨质疏松等均属于肾系的病变。

甲状腺疾病中医肾系病证表现为生长发育异常，肾阴亏虚而见耳鸣、腰酸膝软。病久正气伤耗、精血不足而见消瘦乏力，妇女月经少或经闭，男子阳痿。肾精不足，可见耳鸣耳聋、骨质疏松。肾阳气虚衰，气化功能减退，可见尿少、无尿、肢体浮肿；胚胎发育不良甚至流产；小儿身体和/或智力发育不良，呆小症。

21. 甲状腺功能亢进症有什么临床表现

甲状腺功能亢进症（简称甲亢）是由于甲状腺合成释放过多的甲状腺激素，造成机体代谢亢进和交感神经兴奋，引起心悸、出汗、进食和便次增多和体重减少的病症。临床上 80% 以上甲亢是 Graves 病引起的，Graves 病是甲状腺自身免疫病。

（1）三碘甲状腺原氨酸（T_3）、甲状腺素（T_4）分泌过多综合征

1）高代谢综合征的表现：产热增多表现怕热多汗，皮肤温暖潮湿，多数患者有低热，甲亢危象时发高热；大食，易饥饿，消瘦；因为体内脂肪、蛋白质大量消耗，所以常见疲乏无力。

2）心血管系统的表现：心悸（感觉心跳），胸闷，气短，严重时可发生甲亢性心脏病；心动过速，每分钟 90~120 次，甚至更快；心律失常（心脏跳动无规律），多见房性早搏或心房纤颤。

3）神经系统的表现：对周围事物敏感，情绪波动，紧张多虑，焦躁易怒，不安失眠，思想不集中，记忆力减退，时有幻觉，甚至出现精神分裂症（癫狂），手、舌颤抖。

4）消化系统的表现：食欲亢进，多食反而消瘦；胃肠活动增强，出现便次增多，大便烂。

5）运动系统的表现：肌无力，肌萎缩；甲亢性周期性麻痹，表现为四肢麻痹，严重乏力，甚至无法排尿，血钾降低。

6）生殖系统的表现：女性月经不调，月经量减少，或月经周期延长，或闭经，或不育；男性性欲下降，或阳痿。

（2）甲状腺肿大

大多数甲亢患者甲状腺肿大（轻度到重度肿大），多呈弥漫性、对称性肿大，肿大程度同甲亢轻重没有明显关系。左右叶上下极可有震颤或血管杂音，是诊断本病的重要体征。有些患者的甲状腺呈单个或多发的结节性肿大。

（3）眼部的表现

不少甲亢患者还表现眼睑水肿、眼裂增宽，双眼少瞬目，球结膜充血水肿。严重患者可以表现突眼、眼球活动受限，甚至眼睑闭合不全。眼病常见于半数以上的 Graves 病患者，Graves 眼病可发生于甲亢症状出现的同时、之前或之后，但其严重程度与 Graves 病无关。

非浸润性突眼，又叫良性突眼，最常见的眼征有：眼球向前突出，突眼度一般不超过 18mm（正常不超过 16mm）；上眼睑退缩，眼裂增宽。

浸润性突眼，又叫恶性突眼，除上述眼征外，常有视力疲劳、异物感、怕光、复视、视力减退，甚至眼部胀痛、刺痛、流泪，斜视；突眼度 19mm 以上，有时可达 30mm；突眼严重者眼睑多有浮肿或不能闭合。

（4）其他

一些较严重的甲亢患者表现下肢胫（胫骨）前黏液性水肿，胫骨前皮肤增粗、变厚、粗糙，呈橘皮状，汗毛增粗，类似象皮腿，治疗颇为困难。

22. 甲状腺功能亢进性心脏病有什么临床表现

甲状腺功能亢进性心脏病（简称甲亢心）。其临床表现为颈部肿大，心悸不宁，心烦少寐，易出汗，倦怠乏力，舌质红，脉细数。现代研究认为心肌细胞膜内侧面有甲状腺素受体，甲状腺素可直接作用于心肌，加速心肌代谢和耗氧过程，自主神经功能紊乱，心肌纤维不应期缩短，兴奋性增高，容易引起心律失常，心功能衰竭。有研究发现，甲亢心房纤颤，发生率为甲亢患者的

10%~20%，占甲亢性心脏病的 50%~90%。

23. 甲状腺功能亢进危象有什么临床表现

甲状腺功能亢进危象（简称甲亢危象）是指由于短时间内大量甲状腺激素释放至循环血中，或者各种原因使甲亢患者各系统的脏器及周围组织对过多的甲状腺激素适应能力减低，急剧加重甲亢表现的致命性现象。它是甲亢少见的危重并发症，但病死率达 20% 以上。因此，如有出现，必须及时治疗。

多数甲亢危象发生有一定诱发因素，其中主要是应激刺激，如急性感染、精神刺激、外伤手术、急性心肌（或其他内脏）梗死、糖尿病酮症酸中毒等。

临床表现为出现高热（常在 39℃ 以上），大汗淋漓，皮肤潮红，继而可汗闭，皮肤苍白和脱水。并且使用一般解热措施无效。此外，伴随心率显著增快（超过 140 次 / 分钟），烦躁不安、焦虑、谵语、精神变态，恶心、呕吐频繁，腹痛、腹泻明显，严重者出现心力衰竭，休克，最后陷入昏迷等。

24. 甲状腺功能减退症有什么临床表现

甲状腺功能减退症（简称甲减）是由各种原因导致的低甲状腺激素血症或甲状腺激素抵抗而引起的全身低代谢综合征。

（1）一般表现

甲减患者容易疲劳，怕冷，体重增加，贫血，记忆力减退，嗜睡，反应迟钝，多虑，头晕，面部虚肿，表情淡漠，痴呆，全身皮肤非凹陷性水肿，毛发脱落，少数患者指甲厚而脆裂。

（2）心血管系统

甲减患者心跳缓慢，血压低，心脏扩大，可并发冠心病，有时可伴有心包积液和胸腔积液。有学者称为甲减性心脏病。

（3）消化系统

甲减患者厌食、腹胀、便秘，重者可出现麻痹性肠梗阻，黏液水肿性巨结肠病。胆囊收缩减弱而胀大。

（4）内分泌系统

女性甲减患者月经量过多，久病闭经，不育症；长期严重可导致垂体肿大，部分患者催乳素水平增高，发生溢乳；男性甲减患者阳痿，性欲减退。

（5）少儿甲减

少儿甲减可致身材矮小，智慧低下，性发育延迟；发生在胎儿新生儿临床称呆小病：表情呆滞，发音低哑，两眼距增宽，鼻梁扁塌，舌大外伸四肢粗短、鸭步。

（6）黏液性水肿昏迷或称"甲减危象"

黏液性水肿多在冬季发生，病情严重患者，由于受寒冷、感染、手术、麻醉或镇静剂应用不当等应激可诱发。表现为嗜睡，低体温（T < 35℃），呼吸减慢，心动过缓，血压下降，四肢肌力松弛，反射减弱或消失，甚至发生昏迷，休克，心肾功能衰竭等危及生命。

25. 甲状腺炎有什么临床表现

甲状腺炎主要是甲状腺发生肿大、疼痛的现象。临床表现有各种类型，主要有亚急性甲状腺炎、桥本氏甲状腺炎、产后甲状腺炎、化脓性甲状腺炎等。

（1）亚急性甲状腺炎

亚急性甲状腺炎颈部甲状腺区域疼痛，通常疼痛开始于甲状腺的一侧，很快向腺体其他部位和耳根及颌部扩散，起病前1~3周常有病毒性咽喉炎的症状，同时伴有鼻塞、流涕、全身肌肉酸痛、发热、多汗、心率快等感冒的症状，可伴有腮腺炎。检查颈部甲状腺区明显发生肿胀、疼痛，吞咽时疼痛加重。

（2）桥本氏甲状腺炎

桥本氏甲状腺炎是最常见的自身免疫甲状腺炎之一，一般起病隐匿，发展缓慢，常无特殊感觉，患者多不易察觉。多数表现为甲状腺肿大或者甲减而就诊，有的没有临床症状。少数桥本氏甲状腺炎患者在发病初期或病程的某个阶段可出现甲亢症状，如心悸、怕热、多汗、食欲亢进、消瘦等。随着病情的进一步发展，可能最终发展为甲状腺功能减退，出现怕冷、浮肿、食欲不振、大便秘结及皮肤粗糙等。通过检测血液甲状腺过氧化物酶抗体（TPOAb）和甲状腺球蛋白抗体（TgAb）滴度显著增高为依据。

（3）产后甲状腺炎

产后甲状腺炎是发生在产后的一种自身免疫性甲状腺炎，典型分为三个阶段。①甲亢期：发生在产后6周~6个月，维持2~4个月。发生的原因是由于甲状腺组织被炎症破坏后，甲状腺激素漏出进入血液，导致甲状腺毒症。表现为心悸、乏力、怕热、情绪激动等症状。②甲减期：通常在6个月左右，持续1~3个月。原因是甲状腺滤泡上皮细胞被炎症损伤后，甲状腺没有恢复，甲状腺激素合成减少。表现为肌肉疼痛、疲乏无力、注意力不集中、便秘等症状。③恢复期：甲状腺经过自身修复，甲状腺激素水平和甲状腺摄碘率逐渐恢复至正常。但是约有 20% 的病例可以遗留为持续性甲减。

26. 结节性甲状腺肿有什么临床表现

结节性甲状腺肿也就是甲状腺结节性疾病，原因目前还不是很明确，发现与碘的摄入过高或过低及甲状腺合成酶类缺陷有关，促使甲状腺激素合成减少，反馈性刺激甲状腺肿大来分泌更多的甲状腺激素。

临床表现为颈部甲状腺肿大，甲状腺内的单个或多个结节，可用手触及或 B 超检查发现，腺体表面光滑，质地柔软，随吞咽上下移动。当发生囊肿样变的结节内并发囊内出血时，可引起结节迅速增大。

单纯性甲状腺肿体积较大时可压迫气管、食管和喉返神经，出现气促，呼吸困难，声音嘶哑或吞咽困难。本病女性多见，甲状腺功能和基础代谢率除了结节性甲状腺肿可继发甲状腺功能亢进外，其余大多正常。

发现结节性甲状腺肿一定要及时就医检查，目的是排除或者早发现甲状腺癌变。

27. 地方性甲状腺肿有什么临床表现

地方性甲状腺肿大表现为颈部肿大，主要原因是碘缺乏，所以又称为碘缺乏性甲状腺肿大，多见于山区和远离海洋的地区。碘是甲状腺合成甲状腺激素的重要原料之一，碘缺乏时合成甲状腺激素不足，反馈引起垂体分泌过量的促甲状腺激素（TSH），刺激甲状腺增生肥大。有些地方性甲状腺肿大患者的甲状腺出现巨型肿大。肿大的甲状腺在长期 TSH 刺激下出现增生或萎缩的现象，并在这些区域发生出血、纤维化和钙化等病变，有时候可出现甲状腺功能性亢进。

28. 青春期甲状腺肿有什么临床表现

　　青春期出现甲状腺肿多见于女性，以颈部肿大为主要表现。由于处于青春期是长身体的阶段，对甲状腺素的需要量增加，从而引起体内碘的相对缺乏，刺激甲状腺肿大来分泌更多的激素。长期由缺碘而引起的甲状腺肿大，可导致儿童发育不良、身体矮小。

　　预防本病的有效方法是坚持长期食用碘盐，对于已患了青春期甲状腺肿的人，症状轻者可不予治疗。大多数女孩过了青春期，内分泌重新获得平衡时其病情就会逐渐自愈。症状严重者可内服甲状腺片（由专科医生开处方）。对处于青春发育期的青少年，可吃一些富含碘的食物，如海带、海蜇皮、海鱼、海虾、紫菜、海底麻雀等，来预防青春期甲状腺肿的发生。如果有的女孩子因甲状腺肿大而妨碍了吞咽和呼吸，或有心慌、烦躁、易怒、心律不齐等症状时，就要及时去医院诊治。

29. 甲状腺癌有什么临床表现

　　甲状腺癌早期在临床上无任何症状和体征。当病情进一步发展，可偶然发现颈部甲状腺有质硬而高低不平的非对称性肿块。当肿块继续生长发育浸润到周围的正常组织时，可出现相应的症状。侵及喉返神经时可出现声音嘶哑，侵及喉上神经时可出现吞咽困难，侵及主气管时可出现呼吸困难，侵及食管可出现进行性吞咽困难。颈部淋巴结肿大，颈静脉受压时，可出现患侧静脉怒张与面部水肿等体征，为甲状腺癌的特征之一。颈部淋巴结肿大，晚期可引起远处脏器转移，如肺转移或骨转移等，甚至发生病理性骨折，晚期多出现甲减。

甲状腺疾病的检查

30. 医生是怎样检查患者颈部而发现甲状腺疾病的

医师检查时需要在光线充足的室内进行，患者取坐位，充分暴露颈部，头稍后仰。医生按视诊、触诊、听诊的顺序进行检查。甲状腺形似"H"形，位于甲状软骨的下方两侧，中部以峡部相连，峡部位于环状软骨下方第二至第四气管环前面，表面光滑，薄而柔软，重量12~20g。

（1）视诊

正常人甲状腺外观不突出，女性在青春发育期可轻度增大。对于肿大的甲状腺应观察其大小及对称性。检查时嘱被检查者做吞咽动作，可见甲状腺随吞咽动作而向上移动，如不易辨认时，再嘱被检查者两手放于枕后，头向后仰，再进行观察。如果两侧不对称，可能为甲状腺发育不均或有结节存在。如果结节不随吞咽活动，表明该结节为非甲状腺结节，或为有病变的甲状腺和周围组织紧密粘连，如甲状腺癌、慢性纤维性甲状腺炎等。

（2）触诊

甲状腺触诊应注意甲状腺的大小、轮廓、硬度、对称性、光滑度、移动度、有无结节、有无细震颤。

从后面触诊。医生站在被检查者身后，让被检查者颈部肌肉松弛，以利于触摸。将双手拇指放在被检查者颈后，其余四指触摸甲状软骨两侧。首先触摸位于气管环前面的甲状腺峡部，用食指从胸骨上切迹向上触摸，可感到气管前软组织，判断有无增厚。然后触摸甲状腺侧叶，一手食指、中指施压于一叶甲状软骨，将气管推向对侧，另一手拇指再对侧胸锁乳突肌后缘向前推挤甲状腺，食指、中指再在其前缘触诊甲状腺。触到肿大的甲状腺时，让被检查者做吞咽动作，甲状腺随之上下移动，可帮助判断。

从前面检查甲状腺。被检查者坐位，医生站在被检查者对面。检查峡部时，用拇指从胸骨上切迹向上触摸。触摸甲状腺侧叶时，一手拇指施压于一侧甲状软骨，将气管推向对侧，另一手食指、中指在对侧胸锁乳突肌后缘向前推挤甲状腺侧叶，拇指再在胸锁乳突肌前缘触诊，配合吞咽动作，重复检查，可触及被推挤的甲状腺。同样方法可检查另一叶甲状腺。

甲状腺肿分为三度：Ⅰ度：不能看出肿大但能触及者；Ⅱ度：既可看出肿大又能触及，但在胸锁乳突肌以内者；Ⅲ度：肿大超出胸锁乳突肌外缘者。

正常甲状腺不易触及。单纯性甲状腺肿和毒性弥漫性甲状腺肿，甲状腺为对称性肿大，有时右侧叶较大，质软，表面光滑，活动性好。慢性淋巴细胞性甲状腺炎为对称性肿大，质中，有的可触及椎体叶。慢性纤维性甲状腺炎和甲状腺癌，质地硬，表面不光滑，与周围组织有粘连。甲状腺腺瘤和囊肿，多为孤立性结节，表面光滑，质中；有些囊肿，内压较高，质地很硬。急性和亚急性甲状腺炎，可为弥漫性或结节性肿大，表面不光滑，质中，有触痛。甲状腺功能亢进症，在甲状腺双侧上下极可触及细震颤。

（3）听诊

正常甲状腺听不到血管杂音。触到甲状腺肿大时，用听诊器钟形体件直接放在肿大的甲状腺上，如听到吹风样收缩期血管杂音，对甲状腺功能亢进症的诊断有帮助；如听到收缩期加强的连续性血管杂音，可考虑弥漫性甲状腺肿伴功能亢进，这些均称为甲状腺杂音。

31. 基础代谢率可反映出哪些甲状腺疾病

基础代谢率是指在自然稳定环境中，人体在非活动的状态下（包括消化系统，即禁食两个小时以上），维持生命所需消耗的最低能量。基础代谢率会随着年龄增加或体重减轻而降低，随肌肉增加而增加。甲状腺素可增强所有细胞全部生化反应的速率，所以，甲状腺素的增多会引起基础代谢率的升高，基础代谢率的测定是临床上甲状腺功能亢进的重要诊断指征之一。甲状腺功能亢进者，基础代谢率可比正常人平均增加40%~80%，甲状腺机能低下者，可比正常值低40%~50%。基础代谢率的检查一般由专门医生检查。有一个简便方法可以测算基础代谢率（BMR）=P（脉率，即每分钟脉搏跳动次数＋（血压收缩压－舒张压）－111。基础代谢率正常值：–10%~+15%。甲亢大于+15%，甲减小于–10%。

32. ^{131}I 检查可反映哪些甲状腺疾病

甲状腺具有高度聚碘能力，其程度可达血浆浓度的25~500倍。甲状腺可以选择性从血液中吸取碘，给予同位素标记的碘

（如 ^{131}I）也可以被甲状腺吸取，通过测定颈部甲状腺部位的放射性计数可以计算出甲状腺吸碘的速率和强度，甲状腺吸碘的速率和强度可以反映甲状腺的功能状态。

甲状腺 ^{131}I 摄取率升高是指 3 小时数值大于正常的 25%，24 小时数值大于正常的 45%，高峰提前是指 3 小时的摄取率达到 24 小时的 80% 以上。临床中可以根据甲状腺吸 ^{131}I 率的结果来判断疾病。

甲状腺吸 ^{131}I 率增高常见的疾病有：①甲状腺功能亢进症。②单纯性甲状腺肿、缺碘性甲状腺肿。③女子青春期甲状腺肿，绝经期及妊娠 6 周以后和应用较强利尿药时，使碘的清除率增高，碘的排泄减少，而使吸 ^{131}I 率增高，但不出现高峰前移。④先天性甲状腺功能减退（碘的有机化过程障碍所致），如耳聋甲状腺综合征吸碘率升高。⑤甲状腺腺瘤、甲状腺囊肿，但甲状腺癌患者吸 ^{131}I 率一般均正常。

甲状腺吸 ^{131}I 率减低的常见疾病有：①原发性甲状腺功能减退症、急性或亚急性甲状腺炎、垂体功能减退、肾上腺皮质功能减退等疾病。②慢性淋巴细胞性甲状腺炎，慢性纤维化甲状腺炎吸 ^{131}I 率可正常或偏低。③其他，如任何含碘食物和药物以及甲状腺摄 ^{131}I 的有关激素均可使吸 ^{131}I 率降低。

33. 抽血检查甲状腺疾病时需要检查哪些项目

甲状腺疾病的实验室检查包括评价甲状腺功能指标、甲状腺自身免疫指标和与甲状腺肿瘤标志物检查指标。

（1）甲状腺功能测定

1）血清总三碘甲状腺原氨酸（total triiodothyronine，TT$_3$）：

是甲状腺素对各种靶器官（就是甲状腺素能影响的那些器官）作用的主要激素，是查明早起甲状腺功能亢进、监控复发性甲状腺功能亢进的重要指标，TT_3 可作为治疗效果的重要指标和调整用药的依据，TT_3 测定也可用于三碘甲状腺原氨酸（triiodothyronine，T_3）型甲状腺功能亢进和假性甲状腺毒症的诊断。

2）血清总甲状腺素（total thyroxine，TT_4）：全部由甲状腺产生。检测血中 TT_4 含量是判断甲状腺功能亢进症或甲状腺功能减退症的常用指标，同时对病情严重程度评估、疗效监测有应用价值。

3）血清游离三碘甲状腺原氨酸（free triiodothyronine，FT_3）与游离甲状腺素（free thyroxine，FT_4）：是三碘甲状腺原氨酸（T_3）、四碘甲状腺原氨酸（thyroxine，T_4）的生理活性形式，是甲状腺代谢状态的真实反映，与甲状腺素的生物效应密切相关，是诊断临床甲状腺功能亢进症的首选指标。FT_3 与 FT_4 测定不受甲状腺结合球蛋白（thyroxine–binding globulin，TBG）浓度变化影响，比 TT_4、TT_3 测定有更好的敏感性和特异性。FT_3 含量对鉴别诊断甲状腺功能是否正常、亢进或低下有重要意义，是诊断 T_3 型甲亢的特异性指标。FT_4 测定是临床常规诊断的重要部分，可作为甲状腺一直治疗的监测手段。

4）促甲状腺激素（thyroid–stimulating hormone，TSH）：主要作用是控制甲状腺，能促进甲状腺激素的合成，促进已合成的甲状腺激素释放入血，对甲状腺本身的生长和新陈代谢起重要作用。血清 TSH 浓度的变化是反映甲状腺功能最敏感的指标。临床意义：① TSH 是诊断原发性甲亢和甲减最敏感及首选指标，TSH、FT_3、FT_4 三项联检，常可确诊甲亢或甲减，以及追踪疗效。②诊断亚临床甲状腺疾病：亚临床甲状腺功能亢进和亚临床甲状腺功能减低症。③监测原发性甲减左甲状腺素（左旋甲状腺素，优甲乐）替代治疗。④监测分化型甲状腺癌（Differentiated thyroid carcinoma，DTC）左甲状腺素抑制治疗。⑤中枢性（包括垂体性和下丘脑性）甲减的诊断。⑥不适当 TSH 分泌综合征（垂体 TSH 瘤和甲状腺激素抵抗综合征）的诊断。甲状腺激素水平增高而 TSH 正常或增高的患者需考虑本病，但首先要排除甲状腺结合蛋白异常和测定技术问题。

（2）甲状腺抗体测定

1）抗甲状腺过氧化物酶抗体（antithyroid peroxidase antibody，TPOA）：TPOA 是主要的甲状腺组织自身抗体，甲状腺过氧化物酶是甲状腺素合成过程的关键酶，TPOA 的产生与甲状腺组织免疫性损伤密切相关。临床应用：①诊断自身免疫性甲状腺疾病，诊断慢性淋巴细胞性甲状腺炎（chronic lymphocytic thyroiditis，HT）和自身免疫性甲亢；诊断 Graves 病；监测免疫治疗效果。②自身免疫性甲状腺疾病的危险因素。③在干扰素、白介素 –2 或锂治疗期间出现甲减的危险因素。④在胺碘酮治疗期间出现甲状腺功能异常的危险因素。⑤ Downs（唐氏）综合征患者出现甲减的危险因素。⑥妊娠期间甲状腺功能异常或产后甲状腺炎的危险因素。⑦流产和体外授精失败的危险因素。

2）甲状腺球蛋白抗体（thyroglobulin antibody，TgAb）：甲状腺球蛋白是一种潜在的自身抗原，当进入血液后可刺激机体产生 TgAb，TgAb 是甲状腺疾病中首先发现的自身抗体，具有高度种属特异性，是诊断自身免疫甲状腺疾病（autoimmune thyroid disease，AITD）的常用指标。临床应用：①自身免疫性甲状腺疾病的诊断，其意义与 TPOAb 基本相同，抗体滴度变化也具有一致性。②在分化型甲状腺癌（DTC）中，血清 TgAb 测定主要作为血清甲状腺球蛋白测定的辅助检查。

3）促甲状腺素受体抗体（thyrotropin receptor antibody，TRAb）：TRAb 是针对促甲状腺素受体（thyrotropin receptor，TSHR）的自身抗体，TRAb 主要包括甲状腺刺激性抗体（thyroid stimulating antibody，TSAb）和甲状腺刺激阻断性抗体（thyroid stimulation blocking antibody，TSBAb），可与 TSHR 分子上不同位点作用产生不同生物学效应。临床意义：①诊断 Graves 病，有助于无明显甲状腺肿大的轻微甲状腺功能亢进（甲亢）和甲状腺功正常的 Graves 眼病的诊断及 Graves 与其他原因引起的甲亢的鉴别，如毒性结节性甲状腺肿、无痛性甲状腺炎和医源性甲亢等。②对预测抗甲状腺药物治疗后甲亢复发有一定意义，抗体阳性者预测复发的特异性与敏感性约为 50%，需结合考虑 TRAb 滴度和其他临床指标，如年龄、性别、甲状腺肿大小等，但抗体阴性的预测意义不大。③诊断格雷夫斯眼病（Graves ophthalmopathy，GO），TSAb 在 GO 致病过程中起重要作用，可作为 GO，特别是甲功正常或仅有亚临床甲亢的 GO 患者的一项重要指标。④对于有 Graves 病或病史的妊娠妇女，有助于预测胎儿或新生儿甲亢的可能性。

（3）甲状腺肿瘤标志物检查

1）降钙素（calcitonin，CT）：甲状腺癌根据病理类型主要分为甲状腺乳头状癌、滤泡状腺癌、髓样癌及未分化癌四类。其中，只有甲状腺髓样癌具有临床诊断意义的特异性标志物，即 CT。甲状腺髓样癌是一种少见的恶性肿瘤，来源于甲状腺 C 细胞。而 CT 是由甲状腺 C 细胞合成、分泌的一种单链多肽激素，因此，甲状腺髓样癌患者的 CT 一定会升高。临床意义：血清 CT 可作为甲状腺髓样癌的肿瘤标记物，诊断及进行甲状腺髓样癌术后随访监测，提示有无肿瘤残留或复发的可能。须注意结合临床鉴别甲状腺髓样癌以外疾病所引起的 CT 水平增高。①神经内分泌肿瘤：如小细胞肺癌、支气管和肠道类癌及所有神经内分泌肿瘤。②良性 C 细胞增生：见于自身免疫性甲状腺疾病（桥本甲状腺炎或 Graves 病）及分化型甲状腺癌。③其他疾病：如肾病（严重肾功能不全）、高胃酸血症、高钙血症、急性肺炎、局部或全身性脓毒血症等。

2）甲状腺球蛋白（thyroglobulin，Tg）：Tg 被认为是甲状腺腺体形态完整性的特殊标志物，正常人血液中可有低浓度的 Tg 存在，这是甲状腺组织存在的表现，甲状腺滤泡壁损伤可导致大量 Tg 入血。临床意义：①在非肿瘤性疾病中的应用：血清 Tg 测定可用于评估甲状腺炎的活动性，炎症活动期血清 Tg 含量增高。可诊断药源性甲状腺毒症，其特征为血清 Tg 不增高。用于鉴别新生儿筛查发现的婴儿先天性甲状腺功能减低的病因。②在分化型甲状腺癌（DTC）中应用：血清 Tg 主要作为 DTC 的肿瘤标记物，用于甲状腺全切除术及 ^{131}I 清除治疗后随访。TgAb 阴性的 DTC 患者，血清 Tg 升高提示肿瘤具有分泌 Tg 的能力，Tg 含量对甲状腺癌的监测具有很高的敏感性和特异性。对于 TgAb 阳性患者，由于 TgAb 对 Tg 测定的干扰，Tg 测定结果常不可靠，TSH 刺激的血清 Tg 反应也无意义。

34. 甲状腺核素显像对检查甲状腺疾病有什么作用

甲状腺核素显像检查原理：正常甲状腺组织有较强的选择性摄取、浓聚碘的能力。将放射性 ^{131}I 或 ^{99m}Tc（锝）引入人体后，即可被有功能的甲状腺组织所摄取。引入人体的放射性核素发射有一定穿透能力的 γ 射线，通过 γ 照相机及单光子发射型计算机体层采集，可得到包括甲状腺的位置、形态、大小和局部功能的图像。

甲状腺显像检查方法分为两种。

（1）甲状腺静态显像

最常用平面显像。体层显像不常规使用，只用于精确计算甲状腺质量和定位深而小的甲状腺结节。

（2）甲状腺动态显像

反映甲状腺的血流灌注，又称血流显像。

临床应用如下。

（1）异位甲状腺的定位诊断

异位甲状腺一般在舌根部、舌骨下或胸骨后多见。显像时，正常甲状腺一般在舌根部位有或无甲状腺显影，而在其他部位出现异常团块状影。少数胸骨后甲状腺吸 ^{131}I 功能差，即使无放射性浓聚，也不轻易排除甲状腺异位的可能。异位甲状腺若无功能，Tc 或 ^{131}I 甲状腺扫描可不显像，这时应配合其他检查如 B 超、X 线穿透型计算机体层或磁共振成像等进一步确诊。

（2）在甲状腺功能亢进症患者中的应用

1）甲亢患者的甲状腺多表现为外形增大，腺体内显像剂分布弥漫性异常增浓，周围组织本底较低。又由于甲状腺内血管增

生、充血，血流灌注显像表现为甲状腺提前清晰显影，颈动脉 -
甲状腺通过时间缩短为 0~2.5 秒，静态影像上呈典型的甲亢改变，
显像剂浓度明显高于颈动脉，提示甲状腺整体血流灌注量异常增
加，功能降低。

2）甲状腺质量的估计及随访：甲亢患者行 ^{131}I 治疗前，可用
于估算甲状腺重量，用于计算 ^{131}I 治疗甲亢时的给药剂量。由于
静态显像显示的是甲状腺组织中有功能的部分，因此与其他影像
手段相比更利于临床对功能甲状腺组织体积的评估。

（3）甲状腺肿性质的判断

临床上，根据甲状腺是否存在结节，可分为单纯弥漫性甲状
腺肿和结节性甲状腺肿，前者甲状腺显像表现为腺体外形增大，
其内显像及分布同正常甲状腺或弥漫性增大；结节性甲状腺肿
形态可以不规则增大，腺体内显像剂分布不均匀，或呈"虫
蚀样"。

（4）甲状腺结节功能的判定

根据甲状腺显像结节本身显像剂的分布，可将结节分为四种
类型，即"热结节""温结节""冷结节"和"凉结节"。热结节
也称高功能结节，温结节称为功能正常结节，冷结节称为低功能
或无功能结节。

1）热结节：即结节部位放射性明显高于周围正常组织，表
明此结节摄取核素的能力高于正常甲状腺组织，正常甲状腺可显
影或不显影，多属良性自主性腺瘤，热结节的恶变概率很小，平
均为 1% 左右。

2）温结节：即结节部位放射性分布与周围正常甲状腺组织
相同，表明此结节有正常甲状腺组织的功能。因此，单凭图像难

以确定有无结节，必须结合临床触诊及显像时定位或 B 超检查。温结节的恶变概率平均为 5.3%，多属良性腺瘤。

3）冷结节：即结节部位不摄取或少摄取核素，为一显像剂分布稀疏或缺损区，表明此结节无正常甲状腺组织的功能。此种结节中 20.3% 为恶性病变，其次为良性退行性病变，如甲状腺囊肿，腺瘤囊性变、出血、钙化等。

冷结节良恶性的判断：可选用亲肿瘤显像剂氯化亚铊（^{201}TI）和甲状腺肿瘤显像（^{99m}Tc– 甲氧基异丁基异腈）进行判断，若原冷结节处有示踪剂填充，延迟相放射性增加或未见减低，则提示为恶性病变；若冷结节部位无放射性填充或早期出现放射性填充而延迟相放射性明显减低，则为良性结节。与病理符合率可达 70% ~80%。但存在一定的假阴性和假阳性。静态显像为冷结节时，如果动态显像结节部位血流丰富，则恶性可能性较大。

4）颈前肿物的鉴别诊断：若颈前肿物摄取甲状腺显像剂，则提示为有功能的甲状腺组织。若甲状腺显影形态完整，显像剂分布均匀，所触及的颈前肿物不摄取甲状腺显像剂，则提示该肿物与甲状腺无关。

35. 甲状腺淋巴造影对检查甲状腺疾病有什么作用

甲状腺淋巴造影的起源与应用。1968 年 Sterns 等开始在狗的甲状腺内注入碘油，显示了甲状腺的淋巴引流情况，1969 年 Matoba 等首次应用于人。在我国，范广信和陈德湖等先后应用于临床，并认为甲状腺淋巴造影对于了解甲状腺形态、内部结构、淋巴引流情况等和对协助诊断是一种简便、安全的新方法。在昆明召开的甲状腺疾病座谈会上，将甲状腺淋巴造影看作一种可行的检查方法。张一亥等报告，做甲状腺淋巴造影15例，经手术及病理证实术前诊断，发现此种检查方法对诊断甲状腺疾病确有一定优越性。

甲状腺淋巴管造影是一种有效诊断甲状腺疾病的方法。韩本谊等介绍了甲状腺淋巴造影的方法，并认为局部注入的造影剂弥散进入淋巴管，借此显示甲状腺轮廓及腺体结构、充盈缺损大小、部位、轮廓及数目，造影剂排出时间等，可发现潜在病变，有助于提高临床诊断率。李喜东等指出，由于不同的甲状腺疾病的淋巴管造影图像有明显差异，因而甲状腺淋巴管造影是一种有效诊断甲状腺疾病的方法。甲状腺淋巴管造影可了解甲状腺的形态，估计体积，更重要的是通过其X线改变，诊断甲状腺疾病。胸骨后甲状腺肿，亦可经淋巴管造影显示出来。甲状腺淋巴管是甲状腺激素排泄的通路，又是癌肿扩散的途径。因此，判断有无破坏阻塞，对鉴别甲状腺癌与慢性甲状腺炎具有重要意义。甲状腺淋巴管造影对区别单发结节或多发结节尤为有用。

36. 甲状腺超声波对检查甲状腺疾病有什么作用

超声检查由于其物理特性，对软组织分辨力极高，明显优于普通X线检查，甚至在某些方面优于CT检查。甲状腺位置表浅，解剖结构与周围组织的结构明显不同，特别适于做超声检查。

甲状腺超声检查对测定甲状腺的大小、形态及对结节的性质判断具有重要的诊断意义：①基本明确甲状腺肿的特点和性质，是弥漫性或是局限性肿大，是否伴有结节。②鉴别肿物是囊性，还是实性，明确其与甲状腺的关系。③确定肿物或结节是单发或多发。④有助于判断结节或肿物的性质，如良性或恶性。⑤可对甲状腺手术后或用药后的疗效进行随访。⑥对触诊无法发现的结节，超声可以发现≥5mm的结节数目。

37. 甲状腺电子计算机断层扫描、磁共振对检查甲状腺疾病有什么作用

正常甲状腺血运丰富、含碘量高且表面有完整的双层被膜，所以其密度比周围临近软组织要高，并且与周围组织的分界清晰，在电子计算机断层扫描（computed tomography，CT）检查上能够显示清晰。CT检查特别是薄层CT检查具有较高的密度分辨率和空间分辨率，可清楚地显示甲状腺的形态、大小、边缘和密度，特别是与周围组织的关系。CT检查在发现结节及结节的定性诊断方面不及超声检查，但在显示较大的病变与周围组织的结构关系及增强CT对显示病变血供方面有独特的优势，并且在观察胸骨后甲状腺肿、甲状腺癌中央组淋巴结转移及粗大或环形钙化方面优于超声检查。

磁共振成像（magnetic resonance imaging，MRI）因具有多方位、多参数成像，良好的对比度和分辨力，主要对软组织有较高的分辨率，能够较好的显示小病灶，详细提供病灶的形态学信息，并且准确判断肿瘤侵犯的范围，且无X射线摄入，同时血管在MRI上因流空效应而呈低信号，由此可区别血管与肿大的淋巴结，因此对甲状腺基本的诊断有一定优势，但MRI对检出钙化方面不如B超和CT检查灵敏。

38. 甲状腺细针抽吸活检对检查甲状腺疾病有什么作用

甲状腺穿刺主要有两个方面的应用，一是诊断，二是治疗。根据使用穿刺针种类不同，甲状腺穿刺分为细针穿刺细胞学检查（fine needle aspiration cytology，FNAC）和粗针活检术（core needle biopsy，CNB）。目前国内多采用 FNAC，主要用于诊断弥漫性和结节性甲状腺疾病，可明确甲状腺疾病的病理性质，指导临床诊疗。对于甲状腺囊性及有些良性结节还可以通过穿刺或注射硬化剂进行治疗。FNAC 的主要适应证为：①结节性甲状腺疾病。②甲状腺炎，包括急性、亚急性和慢性甲状腺炎。③甲状腺浸润性病变，如淀粉样变等。④其他疾病，如颈部淋巴结肿大等。其中，结节性甲状腺疾病是采用 FNAC 最常见的疾病。2012年 8 月 8 日我国颁布的《甲状腺结节和分化型甲状腺癌的临床诊治指南》明确指出，凡直径 > 10mm 的甲状腺结节，均可考虑 FNAC 检查。

由于超声的普及应用，以下情况可采用超声引导定位下穿刺：①超声提示结节有恶性征象。②伴颈部淋巴结超声影像异常。③童年期有颈部放射线照射史或辐射污染接触史。④有甲状腺癌或甲状腺癌综合征的病史或家族史。⑤ 18F– 氟代脱氧葡萄糖（18F–FDG）正电子发射断层（PET）显像阳性。⑥伴血清降钙素水平异常升高。

但出现以下情况，FNAC 不作为常规检查：①经甲状腺核素显像证实为热结节。②超声提示为纯囊性结节。③根据超声影像已高度怀疑为恶性的结节。④直径 < 10mm，且没有甲状腺癌的易感病史，或颈部淋巴结转移征象的甲状腺结节。

39. 心电图对检查甲状腺疾病有什么作用

心血管系统是甲状腺激素作用的主要靶器官之一，当血清甲状腺激素水平发生微小变化时即可发生反应。研究者已发现甲亢影响正常的心脏功能，现在对甲状腺激素增多所致的心动过速、心房颤动、氧耗量增加、体重下降和肌肉无力等已有充分认识，甲状腺激素对心率的调节机制较复杂，包括基因组、非基因组作用与交感神经作用的平衡调节等。T_3分泌增多对心脏电生理活性的影响是因为增加了心脏的变时和变力作用，因此，心率和心电搏动传导速度增加而导致甲亢患者心率明显增快并增加房性心律失常的发生。

对甲亢患者治疗前后的研究证实，发生室上性心动过速和室上性期前收缩与年龄相关，而室性心律失常往往与疾病相关。增多的甲状腺激素通过增加血容量、减少体循环血管阻力和静脉顺应性、增加静脉回流而增加甲亢患者的心脏前负荷。同时，甲状腺激素通过增加心率，改善心室舒张功能、增加心室回吸收作用，此作用允许甲亢时心脏对增多的静脉回流不产生左室舒张末期压力的变化。甲亢患者因甲状腺激素直接促使动脉平滑肌细胞舒张、体血管阻力减少、影响心室收缩末期容积、调节心肌功能而使心脏后负荷减少。因此在甲亢患者心肌的能量消耗明显增加、运动耐受力减弱，在老年甲亢患者，特别是同时伴有心脏疾病者可发生心力衰竭。

40. 心脏彩超对检查甲状腺疾病有什么作用

心脏彩超检查是发现甲亢性心脏病的有效方法，并有助于

对甲亢性心脏病的诊断与鉴别诊断。彩超使用是来检查心脏内部
结构有没有异常，有没有器质性的疾病。葛宜兵等采用彩色多普
勒超声诊断仪（百胜 –50）、探头频率为 2.4MHz，对患者的左室
后壁厚度、左室与右室的内径、舒张与收缩末期的左室内径、收
缩末期的间隔厚度、右房上下径与横径等采用常规心脏彩超进行
检查。发现 60 例患者中心脏彩超表现为左心室壁或室间隔壁增
厚占 21.7%，肺动脉压力增高占 18.3%，心腔扩大占 21.7%，瓣
膜关闭不全占 10%，心脏收缩功能减弱占 11.7%，心脏阶段性运
行障碍占 16.7%。认为彩超检测具有简便、无创伤的优势，还能
从患者心脏形态结构以及血流动力学改变，多方角度进行综合评
价。甲亢性心脏病患者采用心脏彩超正确分析其具体临床特点，
及时进行治疗，能够缓解病情，改善临床症状。

甲状腺疾病的诊断

41. 甲状腺功能亢进症的诊断根据是什么

甲状腺功能亢进症（简称甲亢）是指甲状腺腺体本身产生甲状腺激素过多而引起的甲状腺毒症。甲状腺毒症是指血液循环中甲状腺激素过多，引起以神经、循环、消化等系统兴奋性增高和代谢亢进为主要表现的一组临床综合征。根据甲状腺的功能状态，甲状腺毒症可分为甲状腺功能亢进类型和非甲状腺功能亢进类型。甲亢的病因包括 Graves 病、结节性毒性甲状腺肿、甲状腺自主高功能腺瘤。因此，诊断甲亢需要分三步：①甲状腺毒症的诊断：测定血清 TSH、TT_4、FT_4、TT_3、FT_3 的水平。②确定甲状腺毒症是否来源于甲状腺的功能亢进。③确定甲亢的原因：如 Graves 病、结节性毒性甲状腺肿、甲状腺自主高功能腺瘤等。

甲亢的诊断：①高代谢症状和体征。②甲状腺肿大。③血清 TT_4、FT_4 增高，TSH 减低。具备以上三项诊断即可成立。应注意淡漠型甲亢的高代谢症状不明显，仅表现为明显消瘦或心房颤动，尤其在老年患者；少数患者无甲状腺肿大；T_3 型甲亢仅有血清 TT_3 的增高。

Graves 病的诊断：①甲亢诊断确立。②甲状腺弥漫性肿大（触诊和 B 超证实），少数病例可以无甲状腺肿大。③眼球突出和其他浸润性眼征。④胫前黏液性水肿。⑤ TSH 受体抗体、TSH 受体刺激抗体、甲状腺过氧化物酶抗体阳性。以上标准中，①②项为诊断必备条件，③④⑤项为诊断辅助条件。

甲亢会影响患者正常身体的机能，可造成多个系统的器官损害，如肝、心脏、肌肉，所以临床医生在确诊甲亢时，应对相关的器官进行检查，以明确器官有无损害和损害的程度。

42. 甲状腺功能亢进性心脏病的诊断根据是什么

甲亢可引起心肌损害，导致心律失常、心脏扩大、心功能减退等。甲亢引起的心脏病称为甲状腺功能亢进性心脏病，简称甲亢心，是甲亢严重的并发症之一，好发于男性和老年人，老年人又是高血压性心脏病、冠心病的高发人群，当无明显甲亢症状和体征时易被误诊，如不及时治疗，常引起心力衰竭，甚至死亡。甲亢心发病率占甲亢的 10%~22%。

甲亢心的诊断如下。

（1）首先根据症状、体征及实验室检查，确诊为甲亢。

（2）伴随有以下心脏 1 项或 1 项以上 1 次：①心律失常：阵发性或持续性房颤、阵发性室上性心动过速、频发室性期前收缩、房室或束支传导阻滞、窦房阻滞。②心脏扩大（一侧或双侧）。③心力衰竭：属高排出量，以右心衰多见，有左心室扩大、右心室扩大，甚至全心扩大，对洋地黄及利尿剂治疗效果差。④劳力性心绞痛或心肌梗死。⑤二尖瓣脱垂伴心脏病理性杂音。

（3）甲亢控制后上述心脏异常情况消失或明显好转。

（4）除外其他器质性心脏病。

不典型的甲亢患者，可能仅有心血管疾病方面的表现，尤其是老年患者，临床表现多不典型。因此，凡遇到以下情况应考虑甲亢心的可能，并进行相关检查，以减少漏诊、误诊：①原因不明的阵发性或持续性房颤、房扑，且心室率不易控制。②原因不明的以右心衰为主或首发为右心衰者，但无心脏瓣膜病、肺源性心脏病、先天性心脏病史，体征及心脏彩超依据，且对利尿剂效果欠佳。③无法解释的窦性心动过速，心脏增大或心电图异常。④血压波动且脉压差增大者。⑤患有器质性心脏病患者发生心力衰竭，常规治疗疗效欠佳者。

43. 甲状腺功能亢进危象的诊断根据是什么

甲状腺功能亢进危象（简称甲亢危象）是甲状腺毒症急性加重的一个综合征，发生原因可能与循环内甲状腺激素水平增高有关。多发生于较重甲亢未予治疗或治疗不充分的患者。常见的诱因有感染、手术、创伤、精神刺激等。临床表现有高热或过高热、大汗、心动过速（140 次 / 分钟以上）、烦躁、焦虑不安、谵妄、恶心、呕吐、腹泻，严重患者可有心衰、休克及昏迷等。

甲亢危象的诊断主要根据患者既往的甲亢病史及就诊时的临床表现，但是对于无甲亢诊治史的患者，诊断主要靠临床表现综合判断。甲状腺危象时，甲状腺功能测定示甲状腺素水平明显增高，但病情轻重与血甲状腺素浓度无平行关系，所以仅根据甲状腺素水平不能判断是否存在甲状腺危象，诊断主要靠临床表现。临床高度疑似本症及有危象前兆者应按甲亢危象处理。

44. 甲状腺功能减退症的诊断根据是什么

甲减的核心是甲状腺激素生成减少。原发性甲状腺功能减退症是由于甲状腺组织在自身免疫破坏或者放射线损伤等情况下的永久丢失或者破坏。中枢性或者继发性甲状腺功能减退是由下丘脑或垂体的病变或者促甲状腺激素分子结构缺陷所造成的对正常甲状腺组织的刺激不足而引起。一过性或者暂时的甲状腺功能减退，可能在亚急性甲状腺炎的某个阶段中见到。

甲减的诊断如下。

（1）功能诊断

主要通过症状、体征和甲状腺功能检查。典型的甲减患者，会出现畏寒怕冷、乏力、少汗、体重增加、嗜睡等。但由于甲减的发病隐匿，病程较长，很多患者可能不会出现典型的临床症状，需要抽血检查，一般情况下，TSH 升高，TT_4、游离 T_4 低于正常时，甲状腺功能减退症的诊断可以确立。另外，患者无临床症状或临床表现不明显时，仅见 TSH 升高，而 TT_3、TT_4 均在正常范围内，则为亚临床甲减，是由于甲状腺分泌的 T_3、T_4 减少，使 TSH 分泌增多进行代偿反馈的结果，往往是临床甲减的前期表现，需定期复查。

（2）病因诊断

明确甲减的原因是原发性、继发性或是三发性甲减。原发性甲减一般是甲状腺合成甲状腺激素有障碍，因此会表现为 TSH 升高、总 T_4 和游离 T_4 降低，是诊断原发性甲减的必备指标。而垂体或下丘脑疾病所引起的继发性、三发性甲减可见 T_4、T_3 降低而 TSH 降低或正常。同时还要进一步进行甲状腺相关抗体、甲状腺摄 ^{131}I 率等检查以明确。

（3）确定甲减的严重程度

了解甲减是否引起了多个系统和器官的危害。甲减可引起胸腔积液、心包积液、高血脂，以及心脑血管疾病。因此在查甲减的基础上可进一步检查心电图、胸片、血脂、肝肾功能等，明确这些损害并不一定需要治疗，因为许多损害会随着甲减的治疗而改善。

45. 甲状腺炎的诊断根据是什么

甲状腺炎按照起病的快慢可分为急性、亚急性和慢性甲状腺炎，其中，慢性甲状腺炎又分为慢性淋巴细胞性甲状腺炎（桥本甲状腺炎）和慢性纤维性甲状腺炎。

（1）急性甲状腺炎（acute thyroiditis）

急性甲状腺炎是甲状腺发生的急性化脓性感染，它是由细菌或真菌感染所致，细菌或真菌经血液循环、淋巴或邻近化脓病变蔓延侵犯甲状腺引起急性化脓性炎症，是甲状腺组织发生变性、渗出、坏死、增生等炎症病例改变而导致的一系列临床病症。

诊断依据如下。

1）临床表现：多见于中年女性，发病前可有上呼吸道感染史。起病突然，可有寒战、高热、出汗及全身不适，甲状腺部位出现疼痛，可波及耳后、枕部，颈部后伸、吞咽时甲状腺疼痛加剧。严重者可有邻近器官或组织感染征象。

2）实验室检查发现血白细胞增高、红细胞沉降率加快、C反应蛋白增高。

3）甲状腺功能检查在细菌感染的患者中大都正常，但在真菌感染的病例中，甲状腺功能大多降低，而分枝杆菌感染患者则多有甲亢倾向。

4）甲状腺扫描时，可在90%以上的细菌感染患者及78%的分枝杆菌感染患者中发现凉结节或冷结节。

5）B超可发现甲状腺单叶肿胀或脓肿形成。

6）X线检查可了解气管偏移或受压情况，有时可发现甲状腺及甲状腺周围组织中由产气细菌产生的游离气体。

7）CT或MRI检查可发现纵隔脓肿。

8）颈部穿刺标本进行细菌培养。革兰染色有助于确定感染病菌。

（2）亚急性甲状腺炎（subacute thyroiditis，SAT）

亚急性甲状腺炎又称为亚急性肉芽肿性甲状腺炎、非感染性甲状腺炎、巨细胞性甲状腺炎等。本病可因季节或病毒流行而有人群发病的特点。本病呈自限性，是最常见的甲状腺疼痛疾病。

诊断依据如下。

1）典型的SAT患者发病前有上呼吸道感染病史并发热。

2）颈部疼痛，查体是甲状腺肿大，或伴有单个或多个结节，触之坚硬而有显著压痛。

3）实验室检查早期血沉增快，血白细胞正常或增高，血T_3、T_4、FT_3、FT_4可增高，TSH降低，而甲状腺摄^{131}I率可降至5%~10%，血甲状腺免疫球蛋白初期可升高，其恢复正常比甲状腺素晚。

4）甲状腺扫描甲状腺部位呈放射稀疏区或不显影。

5）超声显像压痛部位常呈低密度灶。

6）泼尼松试验治疗有效。

（3）慢性淋巴细胞性甲状腺炎（chronic lymphocytic thyroiditis，CLT）

慢性淋巴细胞性甲状腺炎又称桥本甲状腺炎（hashimoto

thyroiditis，HT），由于甲状腺组织中有大量淋巴细胞浸润，故也称为自身免疫性甲状腺炎，包括桥本甲状腺炎和萎缩性甲状腺炎两个临床类型，但前者甲状腺肿大，后者甲状腺萎缩。两者有相同的甲状腺自身抗体和变化的甲状腺功能，而部分萎缩性甲状腺炎伴有阻滞性促甲状腺素受体抗体，后者可能为前者的终末期。

诊断根据如下。

1）甲状腺呈弥漫性肿大，质地坚韧，不论甲状腺功能如何均应疑为本病。

2）凡具有典型的临床表现，只要血清 TgAb、TPOAb 呈阳性，可基本确诊。

3）临床表现不典型者，需要有高滴度的抗甲状腺抗体测定结果才能诊断。

4）同时有甲亢表现者，上述高滴度的抗体持续存在半年以上。

5）必要时考虑作 FNAC 或手术活检检查，在诊断本病时，需要与甲状腺癌相鉴别，后者抗体阴性。

6）超声检查对诊断本病有一定意义。

（4）慢性纤维性甲状腺炎（riedel thyroiditis，RT）

慢性纤维性甲状腺炎又称侵袭性硬化性甲状腺炎、慢性纤维性甲状腺炎等，甚少见。本病进展缓慢，病程数月到数年，可自行停止发展，以正常的甲状腺组织被大量、致密的纤维组织所替代为特征。

诊断根据如下。

1）对于中年女性患者，有无痛性的甲状腺肿，触诊质地坚硬无压痛，与周围组织有粘连固定，并有明显的压迫症状，甲状腺功能正常或稍低时，应考虑本病的可能。

2）甲状腺核素显像显示病变部位呈"冷结节"。

3）超声检查提示甲状腺低回声，甲状腺组织与邻近组织结构的界限消失。

4）CT扫描或磁共振扫描可发现甲状腺组织纤维化。

5）本病的确诊必须依赖手术活检，通过病理检查核实，可见受累腺体组织广泛纤维化。FNAC可发现甲状腺的纤维性改变，但不能与其他甲状腺疾病鉴别。

46. 结节性甲状腺肿的诊断根据是什么

结节性甲状腺肿是指以甲状腺组织过度增生和在正常甲状腺组织的一个或多个区域出现结构、功能改变为特征的甲状腺结节性肿大。在排除甲状腺功能不全、自身免疫性甲状腺疾病、甲状腺炎和甲状腺肿瘤的情况下，可称为单纯性结节性甲状腺肿。

诊断依据如下。

（1）地区性和家族史

1）多见于缺碘的地方性甲状腺肿流行区。

2）甲状腺良性疾病的家族史，结节性甲状腺肿具有一定的家族聚集性，但经典遗传分析没有显示具有单一的传播模式。

（2）临床表现

患者的主诉和结节性甲状腺肿的大小、形态和功能并没有直接联系。多数患者没有临床症状，部分患者可表现为：

1）缓慢生长的颈前甲状腺区肿块：疾病早期，甲状腺呈对称、弥漫性肿大，腺体表面光滑，质地软或韧；随着病变的进展可在腺体的一侧或双侧扪及单个或多个结节。

2）迅速增大的颈前甲状腺区肿块：少见，当甲状腺肿内出血时可出现甲状腺区肿块迅速增大和突发短时疼痛；当正常怀孕时也可出现甲状腺肿块的迅速增大。

3）体检：可扪及甲状腺区域单发或多发结节，质地软或韧，随吞咽上下移动，当肿块生长时间较长时或伴有明显钙化时，质地可较硬，颈部淋巴结一般无肿大。注意检查区域应同时包括甲状腺和颈部淋巴结。

4）早期无明显不适，随着结节性甲状腺肿的结节不断增多增大，对邻近器官组织产生压迫症状：①气管受压：气管受压可引起气管弯曲、移位、狭窄影响呼吸，开始只在活动后气促、咳嗽，加重后可在静息状态也有呼吸困难，气管出现塌陷，软骨变性、软化。②食道受压：巨大甲状腺肿向后生长压迫食道导致渐进性吞咽困难，多由胸腔内巨大甲状腺肿引起。③喉返神经受压：甲状腺肿可过分牵拉或压迫喉返神经导致声音嘶哑，可为暂时性或永久性。④交感神经链受压：导致 Homer's 征（眼球下陷、瞳孔缩小、眼睑下垂及同侧面部无汗），膈神经麻痹罕见。⑤颈内静脉或上腔静脉受压：造成胸壁静脉怒张、皮肤瘀点或肺不张；也可造成上腔静脉堵塞综合征（单侧头部、面部或上肢水肿），常由胸骨后或异位甲状腺肿引起。⑥胸廓入口处受压：由于颈内静脉、锁骨下静脉、上腔静脉受压或血栓形成，导致胸廓静脉流出道受阻，出现 Pemberton 征（患侧上臂举起时，由于甲状腺肿上抬后卡压在胸廓入口，可引起呼吸急促、喘鸣、颈静脉怒张和颜面部充血）。

5）继发性甲亢症状：多表现为亚临床甲亢，较少见。通常发生在已有多年结节性甲状腺肿的患者，在 40 岁以上出现甲亢症状，起病缓慢，病情较轻，神经兴奋症状不明显，突眼少见，易发生心肌损害，可伴有消瘦、乏力。

6）伴有恶变：结节性甲状腺肿和甲状腺癌的关系尚难肯定，在结节性甲状腺肿的手术标本中可伴有一定比例的甲状腺癌，且多为乳头状癌。

（3）对于结节性甲状腺肿患者，推荐常用辅助检查

1）甲状腺功能包括 TSH、T_3、T_4、TPOAb、TGAb 和降钙素。

2）甲状腺超声检查：超声检查的普及使人群中甲状腺结节的检出率明显增加，是目前结节性甲状腺肿检查的主要方法之一。超声具有方便快捷、价格便宜的优点；可对肿块进行精确的形态、体积评估；可进行动态评估；可进行多普勒血流检测；没有放射性；对甲状腺肿瘤的良恶性进行有效鉴别（恶性肿瘤具有边界不清、血流丰富和多发微钙化等特点）；可通过超声引导来提高细针穿刺细胞学检查的准确率等优点，是目前临床上首选检查方法。

3）细针穿刺细胞学检查（FNAB）：细针穿刺细胞学检查具有操作简单、并发症少和价格便宜的优点，临床诊断准确率可达到 80%，是目前检测最准确的检查方法之一。通过超声引导对甲状腺肿的主要结节或可疑结节进行 FNAB 检查，可将诊断准确率提高到 90% 以上；联合检测肿瘤相关免疫学指标 TPOAb、glectin-3 抗体、CD44v6（一种细胞黏附分子）等，可进一步提高 FNAB 诊断价值。

47. 地方性甲状腺肿的诊断根据是什么

地方性甲状腺肿是碘缺乏病的一种，主要原因是缺碘，该病

主要见于远离沿海和海拔高的山区，流行地区的土壤、水和食物中含碘量极少。

诊断根据：①患者居住在地方性甲状腺肿流行病区。②有甲状腺肿大，呈弥漫性肿大或伴有结节。③排除甲亢、甲状腺炎、甲状腺癌等其他甲状腺疾病。④尿碘低于 50μg/d；甲状腺吸^{131}I 率呈碘饥饿曲线。⑤甲状腺功能正常或降低。⑥根据甲状腺肿病理改变情况分为：一是弥漫型：甲状腺均匀肿大，质较软，摸不到结节；二是结节型：在甲状腺上摸到一个或几个结节，此型多见于成人，特别是妇女和老年人，说明缺碘时间较长；三是混合型：在弥漫肿大的甲状腺上，摸到一个或几个结节。

48. 青春期甲状腺肿的诊断根据是什么

女子在青春期对甲状腺激素的需求量增大，如果饮食中碘的供应不足的话，就会影响甲状腺激素的合成，引起甲状腺肿大。此外，在青春期女子体内雌激素的分泌增加会使甲状腺的含碘量下降，以致造成甲状腺的肿大。青春期甲状腺肿是发生于青春期的单纯性甲状腺肿，又称非毒性甲状腺肿，是由于甲状腺非炎性病因阻滞甲状腺激素合成而导致的非肿瘤性甲状腺代偿性肿大，但因甲状腺肿作为一个首发并且明显的症状，常出现在甲状腺疾病的早期。

诊断根据如下。

（1）见于青春发育期。

（2）甲状腺轻度或中度肿大，表面滑腻，质地娇嫩，无疼痛和压痛，可随吞咽上下移动。

（3）甲状腺功能正常，常可自行还原。

（4）应排除甲亢、甲减、结节性甲状腺肿及其他起因所致甲状腺肿大的可能。

49. 甲状腺癌的诊断根据是什么

甲状腺癌的诊断贵在早期。根据甲状腺发现硬而固定的肿块，与周围器官粘连。患者有下列表现应警惕甲状腺癌的可能：①在地方性甲状腺肿非流行区，14岁以下儿童的甲状腺单个结节，其中10%~50%是恶性，但都是分化好的甲状腺癌。②成年男性甲状腺内的单发结节。③多年存在的甲状腺结节，短期内明显增大。④在临海居住的患者，单发结节为甲状腺癌的概率要比来自地方性甲状腺肿流行区的患者要高。⑤儿童期头颈部曾接受放射治疗的患者，甲状腺单个结节更可疑。⑥查体发现甲状腺结节质地坚硬，固定不规则或伴同侧颈部淋巴结肿大。⑦颈部X线片显示甲状腺内钙化阴影为云雾状或颗粒状，边界不规则，甲状腺癌导致的气管狭窄左右径、前后径可以正常。⑧甲状腺超声检查显示甲状腺内有实性或囊实性结节，内部回声不均匀，边界不清楚和不规则。⑨甲状腺穿刺检查：可发现肿瘤细胞，囊性肿物抽出液可能逐渐变为暗红色，这是甲状腺乳头状癌转移灶的一种特征。⑩甲状腺扫描：用^{131}I或^{99m}Tc进行甲状腺扫描，癌肿多为冷结节，可显示放射性核素分布的缺损征象。⑪甲状腺癌时血清Tg常增高，切除分化的肿瘤后恢复正常，血清Tg测定主要用于分化良好的甲状腺癌的复发诊断。血降钙素升高，提示有甲状腺髓样癌的可能。

甲状腺疾病的治疗

50. 怎样治疗甲状腺功能亢进症

甲状腺功能亢进症（简称甲亢）的治疗包括一般治疗、抗甲状腺药物和辅助药物治疗、放射性 ^{131}I 治疗和手术治疗。应根据患者的具体情况，选择适当的治疗方案。

（1）一般治疗

应注意适当休息，避免精神紧张和过度劳累；注意补充足够热量和营养，包括糖、蛋白质和 B 族维生素等；禁食含碘食物，如海带、紫菜等；精神紧张或失眠较重者，可酌情给予镇静剂。

（2）抗甲状腺药物治疗

1）适应证：病情轻、甲状腺轻中度肿大的甲亢患者；年龄在 20 岁以下，妊娠期妇女、年迈体弱或合并严重心、肝、肾等疾病不宜手术者；重症甲亢、甲状腺危象的治疗；甲亢的术前准备；甲状腺次全切除后复发而不宜用 ^{131}I 治疗者；作为放射性 ^{131}I 治疗前的辅助治疗；经放射性 ^{131}I 治疗后甲亢复发者。

2）常用抗甲状腺药物：①硫脲类：包括丙硫氧嘧啶（PTU）和甲硫氧嘧啶（MTU）。②咪唑类：包括甲巯咪唑（赛治、他巴唑 MM）、卡比马唑（carbimazole，CMZ）。两者的作用机制是通过抑制甲状腺过氧化物酶活性，抑制碘化物形成活性碘，从而妨碍碘与酪氨酸的结合，抑制甲状腺激素的合成；抗甲状腺药物还可抑制免疫球蛋白的生成，使甲状腺肿淋巴细胞减少，甲状腺刺激抗体（TSAb）下降。PTU还在外周组织抑制脱碘酶从而阻抑T_4向T_3转化，所以在重症甲亢及甲状腺危象时首选应用。

正确合理地使用抗甲状腺药物是获得最佳疗效、减少药物副作用的重要保证。因此，患者应了解抗甲状腺药物治疗的三个阶段，而药物的剂量、疗程应根据患者的年龄、病情、甲状腺大小等具体情况决定。①控制阶段：一般需1~3个月，每日PTU或MTU 300~450mg，或者MM或CMZ 30~40mg，分2~3次口服，直至症状缓解或血中TT_3、TT_4、FT_3、FT_4恢复正常。②减量阶段：需2~3个月，2~4周减PTU或MTU 50~100mg，MM或CMZ 5~10mg，逐渐减至能控制病情的最佳维持剂量。③维持阶段：通常在1.5~2年以上，每日PTU或MTU 50~100mg，MM或CMZ 5~10mg，并根据病情变化，剂量有所增减。

停药指征：抗甲状腺药物规律治疗1.5~2年者，评估后决定是否停药；甲亢症状消失，突眼、甲状腺肿等体征得到缓解；检测的甲状腺功能已多次正常，TT_3、TT_4、FT_3、FT_4等长期稳定在正常范围；TSH恢复正常且稳定；TSAb下降至正常。

3）甲状腺的辅助药物治疗：①普萘洛尔：不仅作为β受体阻滞剂用于甲亢控制阶段与PTU或MM同用，每日3次，每次1~2片（10~20 mg），而且还有抑制T_4转换成T_3的作用，近期改善症状疗效显著。可改善心悸、心动过速、精神紧张、震颤和多汗等症状。普萘洛尔还可减轻突眼，合并突眼的甲亢患者可应用较长时间，但心率过慢和妊娠期禁用。②甲状腺素片或左旋甲状腺素（优甲乐）：一般用于药物治疗的减量阶段开始即同时应用，每天服用甲状腺素片 40~60 mg 或左旋甲状腺素 12.5~50μg，在药物治疗的减量及维持阶段一直服用，可避免甲状腺肿和突眼加重，于维持阶段结束停服 PTU 或 MM 后再继续服用可减少甲亢复发。③碳酸锂：可以抑制甲状腺激素的合成与释放，使血液循环中的甲状腺激素的代谢减弱。因本药副作用较多，不作为首选一线药物，只用于对抗甲状腺药物过敏或白细胞过低的患者。④碘剂：该药适用于甲状腺危象患者，或者甲亢患者准备进行手术治疗，及甲亢放射性碘治疗后。能抑制甲状腺素从甲状腺释放，减少甲状腺充血，但作用短暂。给药后 2~3 周内症状逐渐减轻，但以后会使甲亢症状加重，并影响抗甲状腺药物的疗效。控制甲亢碘剂量约为 6 mg/d，或复方碘溶液 3~5 滴，每日 3 次口服。

（3）放射性 ^{131}I 治疗

放射性 ^{131}I 能被甲状腺高度摄取，^{131}I 释放出 β 射线对甲状腺有损伤效应，使甲状腺滤泡上皮破坏而减少甲状腺素的分泌，同时还可抑制甲状腺内淋巴细胞抗体生成，达到治疗甲亢的目的。

适宜的人群：①成人 Graves 病甲亢伴甲状腺Ⅱ度肿大以上。②应用抗甲状腺药治疗失败或复发或对药物过敏者。③甲亢手术治疗后复发者。④伴有甲亢性心脏病或伴其他病因的心脏病的甲亢患者。⑤甲亢合并白细胞减少或全血细胞减少者。⑥老年甲亢。⑦甲亢合并糖尿病。⑧毒性多结节性甲状腺肿。⑨自主功能性甲状腺结节合并甲亢。

相对适宜的人群：①青少年和儿童甲亢，应用抗甲状腺药物治疗失败或复发，而不适宜手术者。②甲亢合并肝、肾等脏器功能损害。③轻度和稳定期的中度浸润性突眼的甲亢患者。

不适宜此项治疗的有：①妊娠期及哺乳期妇女。②严重心、肝、肾衰竭者。③肺结核患者。④重症浸润性突眼及甲状腺危象等患者。⑤甲状腺不能摄碘者。

对于桥本甲亢患者选用放射性 ^{131}I 治疗要慎重，防止发生甲减。青少年甲亢患者在处治甲亢时，尽量不首选放射性 ^{131}I 治疗，防止发生永久性甲减。此外，重症甲亢患者在进行放射性 ^{131}I 治疗前需用抗甲状腺药物控制甲亢，防止在放射性 ^{131}I 治疗未显效前发生甲状腺危象。

放射性 ^{131}I 治疗主要的并发症为甲减，早期由于腺体被破坏，后期由于自身免疫性反应所致。此外，也可有放射性甲状腺炎等并发症。

（4）手术治疗

进行甲状腺次全或近全切除术，可以去除功能亢进的甲状腺组织和产生甲状腺特异性抗体的淋巴细胞，使得甲亢症状长期得以缓解，有效缓解率可达 70% 以上。

甲亢手术治疗的适应证包括：①口服药的依从性差、无效或者有严重不良反应的患者。②甲亢复发两次以上的患者。③肿大的甲状腺出现明显的压迫症状。④胸骨后甲状腺肿伴甲亢的患者。⑤结节性甲状腺肿伴甲亢的患者。⑥部分功能自主性甲状腺瘤的患者。⑦甲状腺癌伴甲亢或者 Graves 病并怀疑有癌变的患者。不是所有的患者均适合手术治疗，对于妊娠早、晚期的患者，有严重全身疾病无法耐受手术的患者不适宜手术治疗。

甲亢的手术治疗亦可出现以下并发症：①永久性甲减：由于手术损伤或 Graves 病本身的自身免疫性损伤所致。②甲状旁腺功能减退：手术致甲状旁腺部分损伤或供应血管损伤可导致一过性甲状旁腺功能减退，以后可逐渐恢复；如为甲状旁腺误切或大部分损伤，则可导致永久性甲状旁腺功能减退。③喉上与喉返神经损伤。④手术创口出血、感染。⑤甲状腺危象：多由于术前准备不充分所致，术后短时间内出现甲亢症状加重，还可出现肺水肿、心功能不全、休克等，·需立即抢救。

51. 怎样治疗甲状腺功能亢进性心脏病

（1）应用抗甲状腺药物治疗

立即给予足量抗甲状腺药物，控制甲状腺功能至正常。

（2）^{131}I 治疗

经抗甲状腺药物控制甲状腺毒症症状后，尽早给予放射性 ^{131}I 破坏甲状腺组织，控制甲亢及防治高甲状腺素对心脏进一步影响。

（3）β 受体阻滞剂

普萘洛尔可以控制心动过速，减少心脏耗氧，适用于心率快、交感神经兴奋性增强的患者。

（4）心房颤动的治疗

对于甲亢伴有快速心房颤动者，给予 β 受体阻滞剂可有助于控制心率，减少心肌耗氧，也可应用抗心律失常药物如普罗帕酮等。对于有心力衰竭的慢性心房颤动者也可应用小剂量洋地黄制剂，如地高辛 0.125~0.250 mg/d，减慢心率，纠正心功能。

（5）心力衰竭的治疗

甲亢合并心力衰竭的治疗，纠正的难度加大。给予吸氧；减少回心血量，肺水肿者需用呋塞米 20~40mg，或应用血管扩张剂酚妥拉明等。在普萘洛尔使用的问题上，甲亢合并心力衰竭需要谨慎使用，但并非禁忌。在心力衰竭急性发作时，权衡利弊，如急需使用普萘洛尔，需先用或者同时使用洋地黄制剂控制急性心力衰竭。在减少外周阻力的情况下，可应用洋地黄制剂，纠正心力衰竭。甲状腺功能亢进性心脏病合并心力衰竭时，对地高辛的敏感性降低，使用时可适当增加剂量而不是减量。

52. 怎样治疗甲状腺功能亢进性突眼

（1）全身治疗

1）服用甲状腺片或左旋甲状腺素，不仅甲减或甲状腺功能正常要用，甲亢时也要同抗甲状腺药物一起用，每日服 1~2 片（甲状腺素片 40~80mg 或左旋甲状腺素 100~200μg），一般宜服 3 年。

2）服用泼尼松，严重突眼泼尼松剂量可达每日服 24 片（120mg）、较轻的突眼每日服 6 片（30mg）即可，病情控制后逐步减量，采用早餐后 1 次服完 1 日的药量，可减轻药物的副作用，一般需要服 3~6 个月。

3）应用螺内酯或氢氯噻嗪等利尿剂，可加强泼尼松的疗效并减少泼尼松的用量。

4）其他免疫抑制剂，如硫唑嘌呤、环磷酰胺或环孢素 A 等。

5）眼球后放射治疗，主要用于因有禁忌证而不能用泼尼松治疗或应用大剂量泼尼松治疗后无效的患者，对眼部浸润及充血症状可获得较好的疗效，但对眼球突出疗效差。

6）血浆置换，此方法可以去除血浆致病的免疫球蛋白和免疫复合物，是一种新的治疗方法，有一定的疗效。每次 2000mL，共 3~4 次，对病程较短，眼球突出急剧，有软组织、角膜病变和视力障碍者疗效明显，但疗效为一过性，应继续以泼尼松治疗。

7）外科眼眶减压手术，是通过切除 1 个以上的眼眶壁来增大眼眶内的空间，减轻眼眶内的压力，防止视神经受累而引起的失明，这只是一种物理疗法，不针对病因治疗，所以只适用于严重的突眼、威胁到视力而其他治疗方法又无效的患者。

（2）局部治疗

1）注意眼睛休息，戴黑色或茶色眼镜避免强光和各种外来刺激，睡眠时高枕卧位、用抗菌眼膏并戴眼罩（或单侧眼罩）。

2）0.25% 氯霉素眼药水、0.5%~1% 甲基维素或 0.5% 氢化可的松溶液和人工泪液等，可交替滴眼。

3）眼球后或结膜下注射透明质酸酶或醋酸甲基泼尼松龙，可致部分患者局部症状改善，但效果不稳定。

4）有严重突眼甚至结膜水泡样膨出如金鱼眼者，可行眼睑侧面缝合术以保护角膜。此外，甲亢并突眼患者的饮食除按一般甲亢患者要求外，还应注意控制食盐摄入以减轻眼胀及复视。

53. 怎样治疗甲状腺功能亢进危象

甲状腺功能亢进危象（简称甲亢危象）一旦发生，则急需抢救，尽快控制或去除诱发因素。

（1）降低血循环肿甲状腺激素的浓度

1）抑制甲状腺素合成：是治疗甲状腺危象的重要抢救措施。首选 PTU，能抑制 T_4、T_3 合成和 T_4 转化为 T_3 的过程。首次剂量为 600 mg，口服或经胃管注入。如无 PTU 是可用 MM（甲巯咪唑）60mg。继用 PTU 每次 200mg 或 MM 每次 20mg，每日口服 3 次，待症状控制后减量至常用治疗量。

2）抑制甲状腺素释放：病情严重者服PTU 1小时后使用碘剂，复方碘溶液5滴，每6小时1次；或用碘化钠0.5~1.0g，加入500mL液体中静脉滴注，第一个24小时可用1~3g，要避光静滴。

3）清除血循环中过高的甲状腺素，换血法、血浆除去法、腹膜或血液透析法等方法较复杂，在有条件的单位，其他抢救措施不佳时考虑应用。

（2）降低周围组织对甲状腺素的反应

选用肾上腺素阻滞剂，如无心功能不全和哮喘者，可用大剂量普萘洛尔20~30mg，每6~8小时口服1次，或1mg经稀释后缓慢静脉注射，视需要可间断给予3~5次。但应从小剂量开始，监测心率并注意窦房结功能，防止心率过慢；发生心功能不全者停用，及时监测心率及血压。

（3）液体疗法

甲亢危象是患者出现高热、出汗多、呕吐、腹泻等，使体液丢失过多，造成脱水，甚至低血压，所以在应用抗甲状腺药物进行治疗的同时，需立即给予补液。可以先给予5%葡萄糖盐水静滴，根据患者失水程度和心功能情况决定补液量。

（4）拮抗应激

应用糖皮质激素能抑制甲状腺素的释放，降低周围组织对甲状腺素的反应，进而增强机体的抗应激能力。可给予氢化可的松50~100mg，加入液体中静滴，每6~8小时1次；或用地塞米松5mg，加入液体中静滴，每日2~3次。

（5）对症治疗

高热者可给予物理降温或药物降温，试用异丙嗪、哌替啶各50mg静脉滴注；供氧；同时监护心、肾功能等。甲状腺危象时多数患者有不同程度的心功能不全，在给予抗甲状腺药物治疗的同时，急性左心衰时需高流量吸氧，根据病情选择急救药，如哌替啶 25~50mg 或吗啡 5mg 静脉应用；进行肺水肿可选用快速利尿剂，如呋塞米 20~40mg 或血管扩张剂等，注意改善微循环。防止感染，由感染诱发者，需针对感染类型选择有效的抗菌药物。监测血电解质及血气，纠正电解质、酸碱平衡紊乱，及时处理各种并发症。

54. 怎样处理人为甲状腺功能亢进症

（1）什么是人为甲状腺功能亢进症（简称甲亢）

由于意外的或医源性超生理剂量服用外源性甲状腺激素，或其他人为因素而出现甲亢称为人为性甲亢。

（2）为什么会引起人为性甲亢

服食过量的甲状腺素，由于摄入过多 T_4，或含有 T_4、T_3 的甲状腺提取物，或误食含有甲状腺组织的肉类制品所致。多数患者每天给予适量的 T_4、T_3 抑制 TSH 分泌，如果服用一定时间，患者将会出现临床甲亢症状。个别患者服用正常剂量的甲状腺素时也会出现临床甲亢，这类患者有甲状腺疾病的基础，如在用甲状腺素或甲状腺干制剂治疗结节性甲状腺肿患者时可出现此种情况。有部分女性常有潜在的精神、心理疾病，情绪不稳定，过度忧虑和害怕肥胖，知道自己要服用甲状腺素制剂时坚决否认，患者可有心悸、体重减轻、神经系统症状及心动过速等。但甲状腺无肿大，亦无眼征，可有凝视、患者向下看时上睑的下垂落后于眼球等单纯性突眼的体征。患者有服用过量甲状腺制剂等病史。

（3）人为性甲亢有什么表现

临床症状同内因性甲亢。实验室检查可发现血清 T_3 或 T_4 水平升高，甚至有 T_3 水平可比正常上限高 20 倍，远远超过内因性甲亢的水平；甲状腺吸收 ^{131}I 率明显降低。血清甲状腺球蛋白浓度减低（而不是增高），提示甲状腺毒症系外源甲状腺激素所致。

（4）怎样处理人为甲亢

停用或减少甲状腺激素剂量后，甲亢症状逐渐减轻，直至消失。

55. 怎样治疗甲状腺功能减退症

甲状腺制剂长期替代疗法是本病主要和有效的治疗方法，应根据引起甲状腺功能减退的病因，进行相应的处理。

（1）左甲状腺素片

左甲状腺素片作用较慢且持久。由于起效时间较缓慢，患者容易耐受，剂量易于掌握，是治疗甲减较理想的制剂，已是目前治疗本病的主要替代药物。治疗剂量取决于患者的病情、年龄、体重和个体差异。口服，一般为剂量 25~50μg/d，以后根据病情逐渐调整剂量之生理需要量，一般为 50~150μg/d。

（2）甲状腺素片

甲状腺素片是由家畜甲状腺的干燥粉末加工而成，其中 T_4 含量为 T_3 含量的 2.5 倍（猪）或 4 倍（牛），价格相对便宜。因其甲状腺素含量不稳定、T_3 含量偏低、T_4 含量偏高，在临床上已较少使用。

在无左甲状腺素片的偏远地区，可应用甲状腺素片，一般口服剂量为 10~20mg/d，根据甲状腺功能调整剂量至生理需要量，维持量一般在40~120mg/d。对已有心脏病的老年患者，应从小剂量开始服用，逐渐加至生理需要量。

（3）三碘甲腺原氨酸

三碘甲腺原氨酸作用出现较快，且药效维持时间较短，适用于黏液性水肿昏迷患者的抢救。成人开始口服剂量为10~20μg/d，每日2~3次，根据病情和患者甲状腺素水平，逐渐增加剂量，维持量25~50μg/d。

（4）其他原因所导致的甲状腺功能减退

其他原因所导致的甲状腺功能减退应长期服用甲状腺素制剂，在治疗中可根据患者的症状、体征及血中TSH、T_3及T_4的结果调整药物剂量，遇应激情况时不可停药。因为寒冷刺激可以增加TSH的分泌，进而促使甲状腺分泌甲状腺素增多，以适应环境的改变，所以在气候寒冷时适当增加药量。甲减患者对镇静安眠药较敏感，应慎用。

56. 怎样治疗甲状腺炎

（1）急性甲状腺炎

由于有感染、高热、甲状腺局部的红肿热痛，治疗以控制感染为主，并给予甲状腺局部对症处理，补足液体和能量。

1）抗菌药物：在甲状腺局部穿刺脓液细菌培养及药敏试验未出结果前，宜选用广谱抗生素。通常针对链球菌和金黄色葡萄球菌感染选用抗生素。病情轻者，可采用口服耐青霉素酶的抗生素；症状较重者，可采用静脉给药，常用青霉素类、第二代头孢菌素类。对青霉素过敏者，可选用大环内酯类药物或氯霉素，有效的抗生素使用至少持续14天。

2）局部处理：早期宜冷敷，晚期宜热敷。有脓肿形成时应早期行切开引流。如有广泛组织坏死或持续不愈的感染时，则应行甲状腺切除手术，清除坏死组织，敞开伤口。

3）甲状腺激素替代治疗：在严重、广泛的急性甲状腺炎，或组织坏死导致暂时性、长期性甲减时，应行甲状腺激素替代治疗。

（2）亚急性甲状腺炎

亚急性甲状腺炎属于自限性疾病，预后良好。对本病无需特殊治疗，主要治疗包括减轻局部症状和针对甲状腺功能异常。一般来说，大多数患者仅行对症处理即可。

1）早期治疗：以减轻炎症反应及缓解疼痛为目的。轻症可用乙酰水杨酸、非甾体消炎药（吲哚美辛）或环氧酶 –2 抑制剂。

2）甲状腺肿大、压痛明显者和非甾体类消炎药治疗无效者：可应用糖皮质激素治疗，糖皮质激素可迅速缓解疼痛，减轻甲状腺毒症状。初始泼尼松 20~40mg/d，维持 1~2 周，根据症状、体征和红细胞沉降率（ESR）的变化缓慢减少剂量，总疗程为 6~8 周以上。过快减少药物用量、过早停药均可使病情反复，应注意避免。停药或减量过程中出现反复者，仍可使用糖皮质激素，同样可获得较好的效果。甲状腺毒症明显者，可以使用 β 受体阻滞剂。由于本病并无甲状腺激素过量生成，故不使用抗甲状腺药物治疗。甲状腺激素用于甲减症状明显、持续时间久者；但由于 TSH 降低不利于甲状腺细胞恢复，故宜短期、小量使用；永久性甲减需长期替代治疗。

（3）慢性淋巴细胞性甲状腺炎

目前慢性淋巴细胞性甲状腺炎尚无根治的方法，治疗的主要目的是纠正继发的甲状腺功能异常和缩小显著肿大的甲状腺。

1）随访：如果甲状腺功能正常，随访则是慢性淋巴细胞性甲状腺炎（HT）和萎缩性甲状腺炎（AT）处理的主要措施。一般主张第半年或 1 年随访 1 次，主要检查甲状腺功能，必要时可进行甲状腺超声检查。

2）病因治疗：目前尚无针对病因的治疗方法，提倡低碘饮食。文献报道左甲状腺素可以使甲状腺抗体水平降低，但尚无证据说明其可以阻止本病病情的进展。

3）甲减和亚临床甲减的治疗：用甲状腺片或左甲状腺素治疗，一般从小剂量开始服用，甲状腺片口服剂量为 40~60mg/d，左甲状腺素口服剂量为 50~100μg/d，逐渐增加剂量分别至甲状腺片 120~180mg/d 或左甲状腺素 100~200μg/d，直至腺体开始缩小，TSH 水平降至正常。此后，因人而异逐渐调整剂量，根据甲状腺功能和 TSH 水平减少剂量至维持量，疗程一般为 1~2 年或更长，有的甚至终身服药。甲状腺肿大情况好转，甲状腺功能恢复正常后可停药。

4）甲状腺肿的治疗：对于没有甲减者，左甲状腺素可能具有缩小甲状腺肿的作用，对年轻患者效果明显。甲状腺肿大显著、疼痛、有气管压迫、经内科治疗无效者，可以考虑手术切除。术后往往发生甲减，需要甲状腺激素长期替代治疗。

（4）慢性纤维性甲状腺炎

慢性纤维性甲状腺炎缺乏特异性治疗，不同阶段的治疗方法取决于患者的临床表现。

1）糖皮质激素：部分患者对糖皮质激素治疗的效果好，可能是患者处于炎症的活动期。

2）他莫昔芬（三苯氧胺）：对糖皮质激素治疗无效和复发的

病例，可试用他莫昔芬治疗，以抑制脂蛋白氧化、减轻炎症。

3）甲状腺激素：对于合并甲减患者，可给予甲状腺激素替代治疗，但对甲功正常者不宜使用。

4）手术治疗：手术治疗慢性纤维性甲状腺炎有两个目的，一是明确诊断，二是解除压迫症状。通常手术楔形切除甲状腺峡部已足够，部分病例可进行甲状腺腺叶切除或大部切除。

57. 怎样治疗结节性甲状腺肿

（1）不治疗

临床随访。对于部分结节性甲状腺肿患者，如果甲状腺肿生长缓慢、局部无症状、甲状腺功能正常，可以不给予特殊治疗，临床密切随访，定期体检、随访，观察甲状腺生长情况，必要时可进行穿刺细胞学检查。此外，定期检测血清 TSH 水平，及早发现甲亢或甲减。

（2）TSH 抑制治疗

口服甲状腺素片或左甲状腺素，反馈性抑制垂体分泌 TSH，剂量为成人甲状腺素片 40~80mg/d，或者左甲状腺素 50~100μg/d，儿童减量，妊娠期、哺乳期适当加量。一般认为 TSH 抑制治疗时应定期检测血清 TSH 水平。根据血清 TSH 水平调整剂量，如果 TSH 达到抑制水平，甲状腺肿无明显缩小，应停用。长期会引起心房颤动和骨矿物丢失，因此老年人和绝经期妇女应慎用。禁忌证为亚临床功能减退症、不稳定型心绞痛、不规则房性心动过速。

（3）^{131}I 治疗

^{131}I 治疗可以使甲状腺体积缩小，适用于有手术禁忌证的患者。^{131}I 可导致永久性甲减。

（4）手术治疗

1）适应证：①巨大甲状腺肿，影响工作和生活。②出现压迫症状。③胸骨后甲状腺肿。④结节性甲状腺肿不能排除恶变者。⑤继发性甲状腺功能亢进。⑥药物治疗无效者。

2）禁忌证：儿童期、青春期、妊娠患者；合并重要脏器严重器质性疾病的患者。

3）手术方式：根据不同病情、甲状腺肿的大小、结节情况等决定。常用的手术方式有甲状腺部分切除、甲状腺次全切除或甲状腺全切除等。

58. 怎样治疗地方性甲状腺肿

地方性甲状腺肿主要病因为缺碘，所以在碘缺乏病流行地区可采用碘盐进行防治。一般可使甲状腺明显缩小，使甲状腺功能恢复。

（1）碘剂

有研究显示，理想的成人碘摄入量为150μg/d，妊娠期碘摄入量要保证在200μg/d。尿碘中位数应当控制为100~200μg/L之间。对于碘缺乏病患者，可口服碘或碘化钾（复方碘溶液），每天2~3滴，连服2~4周，休息4周，再服2~4周，共6~12个月；或口服碘化钾，每天5mg，连服4周，休息1个月，再继续服用1个月，至甲状腺肿消退，尿碘正常；亦可肌内注射碘油。但在使用碘制剂过程，要注意碘过量问题。

（2）甲状腺素

甲状腺萎缩或甲状腺功能严重减退者，单纯补碘效果不佳或者无效，此时需要甲状腺素替代治疗，部分甲状腺完全萎缩的患者则需要终身服用甲状腺素。应尽早服用甲状腺粉剂，40~80mg/d 或左甲状腺素 50~150μg/d，可以取得明显疗效，能很快纠正黏液性水肿及其他甲状腺症状。

（3）手术治疗

1）适应证：①结节型与混合型地方性甲状腺肿合并有坏死、囊性变、出血及其他退行性变者。②地方性甲状腺肿伴结节可疑恶性变者。③甲状腺肿合并化脓感染或有瘘管形成者。④甲状腺明显肿大使气管、食管、喉返神经受压者。⑤巨大甲状腺肿，悬垂于胸前，影响日常生活和劳动。

2）禁忌证：①弥漫性甲状腺肿，除有明显并发症者，原则上不需手术。②儿童和青少年期弥漫性甲状腺肿，禁忌手术。③妊娠期及哺乳期暂不考虑手术。

59. 怎样治疗青春期甲状腺肿

青春期人体对甲状腺激素和碘的需求量增加，女子在青春期、月经期、怀孕和哺乳期对甲状腺激素的需求量增加，青春期女子体内雌激素的分泌增加会使甲状腺的含碘量下降，碘缺乏，甲状腺得不到充足的原料，难以合成足够的甲状腺激素，甲状腺为了满足身体新陈代谢和生长发育的需要，出现了活跃性的增生和肥大，促成了甲状腺腺体的肿大，这就是青春期甲状腺肿。

青春期发现甲状腺肿大要检查甲状腺功能，排除甲亢或甲减；做甲状腺彩超，排除甲亢或结节性甲状腺肿。治疗原则如下。

（1）日常饮食

尽量少吃木薯、卷心菜、甘蓝、芹菜等含硫氰酸盐或有机氯酸盐类的食物，多食海产品和含碘丰富的食物如海带、紫菜等，防止局部进行性肿大加重和恶化。

（2）服用适量碘剂

须在医生指导下，小剂量的服用碘剂，以 0.5~1mg/d 为宜，2~3 周为 1 个疗程，间断 2~3 周后重复 1 次疗程。值得注意的是，服碘后可能会引起甲状腺功能亢进，须谨慎应用。

60. 怎样治疗甲状腺癌

不同类型的甲状腺癌，其恶性程度与转移途径均有不同，故其治疗原则亦不尽相同。除了未分化癌以外，各型甲状腺癌的基本治疗方法是手术，并辅助应用核素、甲状腺激素及放射外照射等治疗。

（1）手术治疗

手术治疗包括甲状腺本身的手术，以及颈淋巴结清扫。目前专家对于甲状腺的切除范围仍有分歧，切除范围最小的为腺叶加峡部，最大范围可至甲状腺全切除。可根据肿瘤临床特点可选择不同的手术切除范围。

1）甲状腺乳头状癌：其恶性程度较低，癌灶尚在腺体包膜内，且无颈淋巴结肿大者，做患侧腺体全切加峡部和对侧腺体大部分切除，不需进行颈淋巴结清除术。如已有颈淋巴结肿大者，则应同时清除患侧的颈部淋巴结。

2）甲状腺滤泡状癌：早期手术切除原则与乳头状癌相同。如有颈淋巴结转移，多数已有远处转移，颈廓清术意义不大，应做甲状腺全部切除后用放射性碘治疗。对摄取放射性碘很少的腺癌，放射性碘治疗的效果不好，应早期给予足量的甲状腺干制剂，通过对垂体前叶的负反馈作用，可使转移灶缩小。

3）未分化癌、鳞状细胞癌：发展迅速、恶性程度较高、浸润较广泛，通常在发病 2~3 个月后即出现压迫或远处转移的症状，手术和放射性碘治疗的疗效均不满意，一般不宜手术治疗，通常采用外放射治疗。

4）髓样癌：应积极采用手术切除或同时清除颈部淋巴结，仍有较好疗效。

（2）内分泌治疗

甲状腺激素可以抑制 TSH 的分泌，从而减少 TSH 对甲状腺组织的刺激，使增生或术后遗留的微小癌灶处于抑制状态。甲状腺乳头状癌和滤泡癌术后应常规给予甲状腺素，对预防复发和转移灶的治疗均有一定疗效，但对未分化癌和髓样癌无效，一般应用干甲状腺素制剂 80~200mg/d 或左甲状腺素 200~600μg/d，需终生用药。

（3）外放射治疗

外放射治疗主要用于未分化型甲状腺癌。

（4）放射性核素治疗

对乳头状腺癌、滤泡状癌，术后应用适合于 45 岁以上患者、多发性癌灶、局部侵袭性肿瘤及存在远处转移者。

（5）化学治疗

分化型甲状腺癌对化疗多不敏感，使用反而无益。临床主要应用于失去手术机会或有转移的未分化腺癌。常用药物有阿霉素、长春新碱、顺铂、博来霉素，可单独用药或联合用药。阿霉素最为有效。

甲状腺疾病的预防

61. 怎样预防甲状腺功能亢进症

"冰冻三尺，非一日之寒"。生活中，很多疾病的发生都是日积月累所形成的。及时、合理、有效的预防可以防患于未然，甲状腺功能亢进症（简称甲亢）的发生也不例外。对于甲亢的预防，可以从以下几个方面付诸行动。

（1）调畅情志

情志，中医学所讲的"七情"即喜、怒、忧、思、悲、恐、惊。"七情"过度是重要的致病原因。中医学强调情志致病，意思是情志异常与疾病的发生有关。而事实证明，精神因素与内分泌疾病的联系是十分密切的，于甲亢而言，更是如此。长期的精神刺激，如精神紧张、精神创伤、心理压力过大等，都会成为甲亢发病的"导火索"。相比以前的日出而作，日落而息，取而代之的是如今快节奏的生活。为了适应快节奏的生活，现代人普遍处于高压状态。生活中的压力是无形存在的，很多时候，我们像一根绷紧的弦，却不自知，而当甲亢真的发生在自己身上时，才有所觉悟。生活中的压力是不可避免的，但我们可以学会控制、调畅情志，戒大怒，勿过思，少悲哀，放松心情给自己减压，尽量将压力控制在一个合适的范围。减压方法有很多，选择一种适合自己的减压方式，让自己处于一个放松、舒适的状态，这绝对是一剂治疗甲状腺疾病的良药。

（2）起居有常

除了精神因素，不合理的生活作息也是甲亢高发的原因之一。越来越多的人都有着长期熬夜的经历，有一部分人是由于工作的缘故，还有很大一部分人则是把熬夜当成了习惯。殊不知长期晚睡、睡眠不足对身体的害处。也许有人会反驳说："我经常熬夜，但是第二天依旧精神饱满。"其实不然，坚强的意志之外是脆弱的躯壳，很多时候，我们意志能受得住熬夜带来的疲惫，但我们的身体未必经得起熬夜的危害，尤其是对于部分有甲亢家族遗传史的人，更应当小心。切忌熬夜，规律的生活起居，劳逸结合对甲亢的预防是很重要的。

（3）饮食宜忌

所谓病从口入，甲亢的预防也要注意饮食。虽然临床上由饮食引起甲亢的病例不多，但我们知道，甲状腺在合成甲状腺激素时，需要以碘为主要原料。如果我们过度摄入含碘高的食物，如海带、紫菜等，摄入碘过多，甲状腺合成的甲状腺激素也增多，这样很容易诱发甲亢，尤其是有家族遗传倾向、有一定精神压力的朋友。而对于内陆地区（缺碘地区），补碘应有一定的时限，不能滥用甲状腺片剂。

（4）锻炼身体

各种细菌和病毒的感染也是甲亢的诱因之一。容易受到感染的原因主要有两方面：①细菌和病毒的感染性很强。②机体抵抗力弱。前者不可控，后者可以通过自身的调节改善身体素质。《黄帝内经》谓："正气存内，邪不可干。"大意是指，人体有较好的抵抗力，则病邪无法侵入。平时我们要积极锻炼身体，增强机体的免疫力，这对预防甲亢是很有必要的。

（5）定期检查

除了要做到心理减压，合理作息、合理饮食之外，对于有怕热、多汗、消瘦症状的患者，应定期进行甲状腺 B 超检查或甲状腺功能检查以及时发现甲亢，特别针对有甲亢家族遗传史的易患人群，积极主动地预防很有必要。

62. 怎样预防甲状腺功能亢进性心脏病

（1）重视预防甲状腺功能亢进性心脏病

甲亢虽不致命，但其并发症却是十分危险的，其中最为凶险的并发症是甲状腺功能亢进性心脏病（简称甲亢心）。既是凶险，就不要等到井枯才节水，开战才铸造兵器。对于甲亢患者，应该预防甲亢心的发生，而不是等发病才去及时治疗，采取"亡羊补牢"之举。

（2）积极治疗原发病甲亢

中医提倡"既病防变"，大意是指已经生病，就要防止其继续加重、传变。甲亢心的发生往往是因为甲亢未得到及时、恰当的治疗，尤其是对于病情较重、病程较长和年龄较大的患者。所以，甲亢心的预防，首先要控制好原发病，积极治疗甲亢。一旦患上甲亢，应当及时就诊，在专科医生的指导下进行治疗。作为医生，要告知患者甲亢的治疗并非一蹴而就，一般药物治疗的时间都需要 2~3 年，因个体差异，甚至需要更长的时间，帮助患者做好"打持久战"的准备。作为患者，要树立信心，按照医生的嘱咐规律用药，定期复查，不能随意停药或是中断治疗，这是预防甲亢心的前提。特别是针对一些有心脏功能障碍的老年甲亢患者，本来心脏功能就不好，如果甲亢又控制不好，则容易诱发甲亢心。当然，如果内科治疗无效的，也可以考虑手术治疗。

（3）劳逸结合，舒缓压力

甲亢患者常常会表现出烦躁易怒、容易激动等精神亢奋的症状。精神越是紧张，压力越大，就如火上浇油，越发加重甲亢的症状，长此以往也会影响到心脏功能。睡眠对于我们的身体而言，是消除疲劳的主要方式，是大自然赋予我们最好的良药，不仅能够恢复体力，同时也可以让人们精神饱满。但是现在很多人都舍弃了这副良药，丰富多彩的夜生活让人们习惯熬夜。但熬夜不仅会加重甲亢病情，同时也会增加心脏负担。所以，预防甲亢心，要放松心情，给自己减压，避免精神紧张，精神刺激，同时要劳逸结合，尽量不要熬夜，注意合理作息，保持充足的睡眠，这样有利于控制甲亢的病情，从而预防甲亢心。

（4）适当运动，免受风寒

甲亢患者抵抗力会比常人低，但由于高代谢，会出现怕热多汗，所以不注意避风寒，容易外感，而一旦发生感染，又会加重甲亢的病情，影响到心脏时，严重则可能诱发甲亢心。对于甲亢患者，一方面应当增强自身免疫力，如通过运动的方式，但运动不宜太剧烈，因为甲亢本身就是高消耗的疾病，运动太激烈会加重心脏负担，这样反而不利，可以选择一些温和的运动，如慢跑、散步、太极拳等；另一方面要避风寒，注意保暖。如果发生外感，则应当及时将感染控制。

（5）注意饮食

要注意尽量少吃含碘量高的食物，如海带、紫菜等。因为摄入过多的碘，会促进甲状腺合成更多的甲状腺激素，加重甲亢病情，从而让心脏的负担增加。饮食应该清淡，但要有营养，因为甲亢属于高代谢的疾病，所以甲亢患者往往比较消瘦，因而在饮食上要摄入足够的热量和营养才能补充甲亢对机体的消耗。

（6）防治结合

甲亢心的预防重在源头，甲亢若长期得不到控制，高代谢势必会波及心脏。心脏功能不好的甲亢患者应当及时治疗心脏疾病，并且定期检查甲状腺功能以及心脏功能。

63. 怎样预防甲状腺功能亢进危象

甲状腺功能亢进危象（简称甲亢危象）现虽不常见，但因其病死率极高，不得不防范。甲亢危象的预防应该以去除诱因、防治基础病为原则。

（1）定期随访

甲亢危象患者大多数为长期患甲亢并且未经治疗或治疗不恰当者，所以一旦诊断为甲亢，就应当寻求合理治疗。在治疗过程中，应当在专科医生的指导下服药，患者不能擅自突然中断抗甲状腺药物或者骤减药量，否则会引起"反跳"而诱发甲亢危象。患者要定期复诊。有时，一些甲亢患者缺乏这种意识，觉得自己已经没有症状，就自行停药或改变剂量，甚至不再治疗，也没有定期复查，但这个时候其甲状腺激素可能是偏高的，这便成为甲亢危象的危险因素。患者自身的病情是不断变化的，如果没有定期复诊，医生就无法及时准确地调整药量，这样不仅不利于甲亢恢复，还会加重病情。

（2）避免感染

甲亢患者虽处于高代谢状态，看起来比较亢奋，但其本身的抵抗力是比常人差的，所以容易感染，会经常出现感冒等感染性疾病，从而加重甲亢病情，甚至诱发甲亢危象。所以，当出现感染的状况时，如感冒等应积极控制感染，尤其是一些甲亢病情控制得不是很好的患者或是重症甲亢患者，更要注意，应密切观察病情变化，避免出现甲亢危象的可能。

（3）避免精神刺激

无论什么疾病的防治，精神因素都是不可忽视的，尤其是甲亢，精神刺激也是甲亢危象的诱因。所以甲亢患者要学会给自己减压，遇事不要太在意，保持积极乐观的生活态度，这对甲亢危象的预防也有积极作用。

（4）避免过度劳累

甲亢属于高代谢的疾病，患者在平时都处于高消耗的状态，所以要注重休息。休息是大自然赋予我们修复身体的最好的方式，如果我们平时不重视，还是让自己处于过度劳累的状态，长时间高负荷工作，这无疑是"火上浇油"，使病情更加严重，增加诱发甲亢危象的风险。所以对于甲亢患者而言，劳逸结合也不能忽视。

（5）手术治疗或 ^{131}I 治疗者要进行预备治疗

对于部分选择手术治疗或 ^{131}I 治疗的患者，在治疗前要进行预备治疗。何为预备治疗？就是在手术前或 ^{131}I 治疗前，用抗甲状腺药物控制病情，让甲状腺激素减少，心率控制在正常范围内，待病情减轻、稳定后，再行手术或 ^{131}I 治疗。而在治疗后，也要注意休息，避免感染或是精神刺激，不要用手挤压甲状腺，以免导致过多甲状腺激素进入血液，引起甲亢危象。

（6）做其他非甲状腺手术要稳定甲亢病情

还有部分人可能从未检查过甲状腺，自己也不知道患有甲亢或是甲状腺疾病，如果进行其他非甲状腺手术时，也要谨慎。因为甲亢患者的耐受性较差，所以术前要完善检查。如果有甲亢，就应该先治疗，待病情稳定后，再考虑进行其他手术，以免诱发甲亢危象。

因此，要预防甲亢危象，应先治疗好甲亢，控制好病情发展，同时要去除诱因，避免感染、精神刺激、过度劳累等，而在选择其他疗法时也要先用抗甲状腺药物控制好病情。

64. 怎样预防甲状腺功能减退症

甲状腺功能减退症（简称甲减）最常见的病因主要有：①因甲状腺手术、^{131}I 治疗等而引起的甲状腺损伤。②甲状腺炎导致的甲减。③抗甲状腺药物过量。④摄入碘缺乏或过量等。所以要预防甲减，就应当从病因源头进行干预。

（1）正规医院专科就诊

对于甲亢患者而言，进行甲状腺手术或者 ^{131}I 治疗时，如果破坏的甲状腺组织过多，就会导致甲状腺激素合成不足，从而引起甲减。但要如何把握手术治疗或 ^{131}I 治疗的"度"，这个不是患者所能决定的。作为患者能做的就是要选择正规医院的专科，并且保持乐观的态度。但现实是，部分甲亢患者病急乱投医，听说某位医生可以治愈甲亢，只需要服一点药物便可，却不管对方是否为正规医疗单位，虽然解决了甲亢问题，但随之而来的就是甲减了。现在网络信息较为发达，衣食住行都可以从网络找到答案，所以有些人看病前习惯去网络查一查，然后选择排名靠前的医院就诊。但这些信息是不完全真实的。所以，甲亢患者如果选择手术或 ^{131}I 治疗时，一定要谨慎。医生在进行手术或 ^{131}I 治疗时，要尽量精确，不能盲目治疗，不能只为解决甲亢病情，从治疗之初，就要有预防甲减的意识。

（2）按医嘱服药

除了手术治疗、^{131}I 治疗外，大部分患者会选择药物治疗，可能有的患者就会抱怨了：自己明明是甲亢，怎么治疗后就成甲减了？结果一问患者，好几个月都没来复诊了，要么是没时间，要么是还有药没吃完，所以不来复诊，而服用的药量则还是几个月前的剂量。中医讲究辨证论治，就是根据患者目前的症状来处方用药。不管什么疾病的治疗，都应该是这样的。几个月前，病情重可能药量会大些，但是随着治疗，病情得到缓解后，药量也应该减少，而继续保持原剂量，则造成抗甲状腺药物过量。抗甲状腺药物的作用就是抑制甲状腺激素的合成的，过量的抗甲状腺药物会使得甲状腺激素的合成不足，从而导致甲减。所以甲亢患者在按时服药的同时也要定期复诊，定期复查甲状腺功能，并在医生的指导下调整药物剂量。尤其是患有甲亢的女性在妊娠时，要考虑药物对胎儿影响，避免妊娠期服用抗甲状腺药物，阻碍胎儿的甲状腺发育和甲状腺激素的合成。

（3）增强抵抗力

甲状腺炎也会导致甲减。甲状腺炎的病因与病毒感染有关，很多甲状腺炎患者都是发病于上呼吸道感染。所以，要预防甲减，就要从源头上做好准备，多运动，增强自身抵抗力。一旦发现患了甲状腺炎，应当及时就诊，在专科医生的指导下规律用药，不能自行随意停药。

（4）合理补碘

虽然现在市面上能买得到的盐都为加碘盐，但对于生活在缺碘地区的人群，为了避免因缺碘导致的甲减，还是要适当补碘。补碘要把握好时限和量，否则碘过量也会引起潜在甲状腺疾病患者发生甲减，可诱发和加重自身免疫性甲状腺炎。

65. 怎样预防甲状腺炎

疾病的预防不仅是防止生病，这只是其中的一个环节，疾病的预防包括未病先防、既病防变、愈后防复这三方面的，只有做到这三方面，才能很好地预防疾病。对于甲状腺炎的预防，也可以从这三方面着手，进行积极干预。

（1）未病先防

中医经典《素问·上古天真论》中记载："食饮有节，起居有常，不妄作劳……恬惔虚无，真气从之。"大意是说，养生之道在于饮食及生活作息要有规律，劳逸结合，精神放松，这样才能做到未病先防。但现代人能做到这些的少之又少，既有客观原因，也有主观原因。客观原因是当今社会的高速发展，潜在的压力是不可避免的；主观原因则是个人的不良习惯，不能做到合理处理饮食、生活和心态等，这样自然是无法做到未病先防的。对于甲状腺炎的预防，要做到防患于未然，平时应该积极做好身体锻炼，增强自身的免疫力，正气充足，则外邪无法侵犯，因而避免因病毒感染导致的甲状腺炎。但现在运动对很多人而言仿佛变成了"奢侈品"，有的人宁愿吃各种各样的保健品也懒得动一动。当然，这与现代社会快速发展，大家工作量也有关系。在这样的环境下，积极运动、锻炼身体尤为必要。此外，还应避免精神的刺激，保持乐观的心态，尽量少熬夜。除此之外，要尽量少接触射线，如 X 射线、放射性碘等，这些因素在一定程度上都会诱发甲状腺炎。

（2）既病防变

疾病的预防不仅体现在未病先防，在患病之后仍需有预防意识，此时要预防什么呢？要预防疾病进一步加重或变化，如果疾病在早期得到积极干预，是可以避免加重的。甲状腺炎早期，应及时到医院就诊加以治疗。在治疗的过程中，应积极配合医生，以免延误病情导致甲减。因为甲状腺炎有自然发展为甲减的趋势，所以要定期检测甲状腺的功能，提前预防甲减的发生。因为碘过量可以诱发和加重甲状腺炎的发生和发展，所以甲状腺炎患者应避免摄入大剂量碘剂，尽量少吃含碘量高的食物，如海带、紫菜等海产品。

（3）愈后防复

生活中很多人在疾病痊愈后就不再治疗，甚至不再复查，其实这样是不对的。很多疾病虽然此时痊愈，但如果不积极预防，又会出现。甲状腺炎痊愈后，仍要防止其复发或是诱发甲减，所以要定期复查甲状腺的功能。生活中也应注意避开诱发因素，一方面，增强免疫力，放松精神，保证充足睡眠；另一方面，少接触射线，少吃含碘高的食物。

66. 怎样预防结节性甲状腺肿

结节性甲状腺肿一般发生于甲状腺肿的后期。由于甲状腺肿缠绵不愈，甲状腺长期反复增生和退行性病变，日积月累，从而形成结节。所以结节性甲状腺肿的预防，要从治疗甲状腺肿开始。

（1）及时治疗

如果出现甲状腺肿大，应及时到医院找专科医生，规律治疗，这样能够及时控制甲状腺肿，以免发展为结节性甲状腺肿。有的人可能初期没有及时就诊，耽误了治疗时机，最后来医院检查时，已经发展为结节性甲状腺肿；还有的人没有坚持治疗，导致病情缠绵，经久不愈，最终也容易发展为结节性甲状腺肿。而对于一些有甲状腺肿家族遗传史者，应当定期检查甲状腺功能，早期发现，早期治疗。

（2）调整饮食

生活中，我们经常食用的一些食物有致甲状腺肿的作用，如卷心菜、黄豆、白菜、萝卜、木薯、小米，以及含钙或氟过多的饮水。对于甲状腺肿患者来说，过多的食用此类食物不利于病情的好转，甚至会使得甲状腺肿病情缠绵，所以不宜多食。当然，如果是正常人，可日常食用这些食物。如果是缺碘引起的地方性甲状腺肿患者，可以适量吃一些含碘丰富的食物，如海带、紫菜类海产品，有助于缓解病情。

（3）调畅情志

结节的形成与气血瘀阻有很大关系，而情志因素又容易造成气血的瘀阻，最终发为结节。心情过度抑郁、紧张，长期处于高压力状态，常常会加重甲状腺疾病的病情；而放松心情，保持乐观态度，则有助于防止甲状腺疾病的发生和发展。所以，在生活中应学会调控自己的心情。戒大怒，遇烦心事多节制；遇到经济困难要积极克服困难，不怨天尤人，乐观应对，解忧愁忧虑。遇到考试、就业等难题，勿过思；遇到人生目标与现实落差大，勿过悲，要调整目标；碰到家庭变故或失恋、失财要稳定情绪尽早走出阴影，不过分悲哀；遇到重大事件要镇定，不要过分恐惧和惊慌。

（4）定期复查

一种疾病如果出现许多症状、体征，患者就应警觉，反倒是那些没有明显症状、病情比较隐匿的疾病，常常让人防不胜防。在这时，进行一些相关的检查就显得很有必要了。一些有针对性的辅助检查，可以帮助我们尽早发现疾病，从而有助于防微杜渐。对于有甲状腺肿家族遗传史的人，应定期检查甲状腺功能，早发现，早治疗。而有过结节性甲状腺肿手术史的人，也应定期复查，避免复发，不能因为手术痊愈后就放任不管。

67. 怎样预防地方性甲状腺肿

地方性甲状腺肿，俗称大脖子病。以前在缺碘的地区，是常见的甲状腺疾病，由缺碘造成的。碘是甲状腺激素的合成原料，碘缺乏时，不能合成足够的甲状腺激素，从而促甲状腺激素分泌增加，刺激甲状腺增生，形成缺碘性甲状腺肿。

尽管随着加碘盐的普及，地方性甲状腺肿已经越来越少见，但在部分地区仍有地方性甲状腺肿的患者。那么，可能会有患者疑惑了，自己平时吃的都是加碘盐，为什么还会患上地方性甲状腺肿呢？原因是这样的：市面上的加碘盐含碘量都是标准的量，换言之，就是通用版，并不是个人定制。而事实上，不同缺碘地区的人群是有差异性的，哪怕是同一地区，个人的情况、身体的吸收也是不同的。有的地方可能缺碘比较严重，有的人群需要的碘可能更多，但通用版的加碘盐不足以满足需求。所以对部分人而言，虽然摄入的是加碘盐，但依旧处于碘缺乏的状态，从而出现甲状腺肿。因此，缺碘地区的加碘盐应该采取地区化的方案，甚至个体化。现在交通发达，一些海产品不再是沿海地区的"专利"，内陆地区也可以获得这些食物，所以对于这些地区的人，平时可以食用一些海带、紫菜等海产品来补充碘，这也有助于预防甲状腺肿。

既然缺碘会造成甲状腺肿，那是不是摄入的碘越多越好呢？其实高碘也会诱发甲状腺肿，常年饮用含高碘的水或长期服用含碘药物可致甲状腺肿，国内外关于高碘性甲状腺肿的报道并不少见。所以对于缺碘地区的人来说，既要补碘，但又不能过度，尤其是地方性甲状腺肿高发的地区，更要谨慎。

除此之外，要预防地方性甲状腺肿，还需要加大宣传力度，对广大群众进行宣传和教育，让大家对地方性甲状腺肿有更多理解，消除恐慌。

68. 怎样预防青春期甲状腺肿

青春期甲状腺肿的发生，是因为青春期生长发育旺盛，需要碘量增加，而碘摄入不足会导致机体相对缺碘，进而出现甲状腺肿，其主要的预防措施是补充碘。

（1）调饮食

青春期阶段，机体生长发育加快，代谢旺盛，需要摄入的能量也增加。这个时候，需要保证所需物质的充足。很多家长也清楚在青春期要给孩子补充足够营养，但是却很容易忽略孩子对碘的需求。所以在此时期，为了补充机体对碘元素的需求，可以适当多吃一些含碘丰富的食物，如海带、海苔（紫菜）等海产品。尤其是缺碘地区，虽然现在实行了食盐碘化，但是缺碘地区是有地区差异性的，加碘盐未必能够完全补足机体的需要，因此缺碘地区的青少年更宜多吃一些含碘高的食物，况且现在交通运输很便捷，海产品在内陆地区较常见。

（2）畅情志

患者要保持情绪稳定，学会放松，学会减压，详见前述关于结节性甲状腺肿的预防。

有甲状腺肿家族遗传病史的人，在青春期更需要合理饮食，保持心情的舒畅，还要定期检查甲状腺功能，避免出现青春期甲状腺肿。

69. 怎样预防甲状腺癌

癌症的发生不是突然的，而是日积月累形成的。我们应该深入了解、重视预防癌症，这样才能远离。导致甲状腺癌的危险因素有辐射、碘摄入异常、甲状腺疾病、情绪消极和遗传等因素。遗传因素是我们不能控制的，每个人自出生的那刻就早已确定。既然这样我们是否就束手无策了呢？当然不是，我们可以在日常生活中通过减少危险因素来预防甲状腺癌。

（1）减少辐射暴露（接触）

辐射暴露对甲状腺的影响是很大的，过度辐射会诱发甲状腺癌。1986年切尔诺贝利核泄漏事故就导致了该地区很多人发生甲状腺癌，尤其是儿童和青少年，因为这个时期的甲状腺生长代谢旺盛，对辐射敏感。但辐射暴露是否就会导致甲状腺癌呢？辐射暴露增加甲状腺癌的发病风险主要取决于辐射暴露的剂量。辐射剂量较大的检查或治疗具有引起甲状腺癌的潜在风险。一般医院检查时每一次的辐射剂量都是严格控制在人体可接受的范围内的。如果不是经常大量的接触，还是相对安全的。所以，要避免甲状腺经常接触射线，如经常大剂量辐射检查甲状腺。对于辐射大的工种，尽量做好防辐射的措施。

（2）调畅心情

情绪对疾病的影响还是很大的，尤其是对甲状腺疾病的影响。如长期的精神紧张状态引起患者内分泌规律性失调，最终导致甲亢发生。精神过分压抑、思虑、忧愁容易加重甲状腺疾病。一些有甲状腺炎或结节性甲状腺肿的患者如果长期情绪紧张、压抑，则会加重病情，甚至导致病情恶化，最终导致甲状腺癌。所以不论是正常人，还是甲状腺疾病患者都应该保持心情舒畅，精神放松。

（3）劳逸结合，合理作息

生理和心理过度劳累，也常是甲状腺疾病的诱发因素。过度劳累，使得精神长期处于高压的状态下，又加上现代人习惯了晚睡，身体得不到修复，导致内分泌紊乱，诱发甲状腺疾病，甚至导致甲状腺癌。要预防甲状腺癌，首先要从生活习惯上进行改变，工作学习应劳逸结合，日常作息应有规律，尽量不要熬夜，这样才能使身心得到休息。同时，适当的身体锻炼，不仅可以增强机体免疫功能，还可以释放压力。这些生活习惯的改善，也是预防甲状腺癌的重要环节。

（4）合理的碘摄入

摄入碘的量与甲状腺的功能有着密切联系，摄入碘过多或过少，都会引起甲状腺疾病。现在市面上的盐均为加碘盐，这对缺碘地区而言，可以起到补碘的效果，但目前加碘盐的方案还是缺乏地区化，有的地区可能缺碘情况较严重，这个时候，可以增加一些含碘丰富食物的摄入，如紫菜、海带、海苔等海产品。碘摄入既不能过少，也不能过多，应尽量控制在合理的范围之内，这样有利于预防甲状腺疾病的发生。

（5）及时治疗甲状腺疾病

一些甲状腺疾病有癌变的倾向，如甲状腺炎、结节性甲状腺肿等。所以患有甲状腺疾病的患者，应及时到医院科学治疗，以免病情恶化，还应定期复查甲状腺功能。

甲状腺疾病患者的摄生和体疗

70. 甲状腺功能亢进症患者如何摄生与体疗

　　甲状腺功能亢进症（简称甲亢）患者在病情未得到满意控制前，新陈代谢亢进，机体消耗大，并且在减药期和维持期易出现甲亢复发的情况，给患者带来痛苦，因此甲亢患者的养生保健起到尤为重要的作用。为恢复健康，此阶段除了配合医生的治疗外，还需合理地进行膳食、心理、运动等方面的调养。

　　（1）调畅情志

　　不良情绪可以刺激内分泌腺体，使人体多种激素分泌量增加，从而导致内脏交感神经兴奋性增加，血压升高，心跳、呼吸加快，胃肠功能紊乱，体内免疫稳定性被破坏，引起机体疾病。中国古代也有相关情志致病的论述，如隋·巢元方《诸病源候论·瘿候》曰："瘿者，由忧恚气结所生。"明·李梴《医学入门》曰："原因忧恚所致，故又曰瘿气，今之所谓瘿囊者是也。"可见精神刺激是本病发生的常见诱因。本病常因忧虑、情绪不安、精神紧张而症状加重。对于甲亢的患者来说，调畅情志对维持脏腑气血的功能和自身的恢复具有十分重要的作用，要做到宁心静神，此为《黄帝内经》提出的养生方法，《素问·上古天真论》中有"恬惔虚无，真气从之，精神内守，病安从来"的记载。宁心静神是指思想安静、神气清爽、清心寡欲、清静而无杂念，从而达到心神安定、真气内存的目的。就要求患者遇事不怒，静心修养，常听优雅动听的音乐，养成种花、养鱼、养鸟等习惯，以怡情养性，安静神志，使人心情变得舒畅。

（2）劳逸有度

甲亢患者需规律作息。劳逸结合是维持健康的必要条件。劳动有利于气血的流通，增强脏腑的功能；适当的休息有利于消除疲劳，恢复体力和脑力，维持人体正常的功能活动。《素问·经脉别论》曰："生病起于过用。"告诫人们要注意劳逸结合，因为很多疾病的产生都是由于劳动、饮食、体力、精神等超过正常限度所造成的。因此，甲亢患者发病期间，应适当卧床休息，病情轻者可下床轻微活动，以不感到疲劳为度，不宜过多操劳家务。稳定期宜在舒适、安静的环境中从事轻工作，避免过劳，生活规律，不需长期休假。唐·孙思邈《备急千金要方·道林养生》载："养性之道，常欲小劳，但莫大疲及强所不能堪耳。"只有劳逸结合，劳中有逸，逸中有劳，才能使病情有较好的恢复。

（3）调饮食

饮食调养对人体健康至关重要，调养方法不当不仅起不到应有的营养补益作用，还会引发各种疾病。对此东晋·张湛《养生要集》中有"百病横生，年命横夭，多由饮食。饮食之患，过于声色"的记载。甲亢患者更应注重饮食的调养，需戒烟酒，禁辛辣刺激食品，因各种刺激性食品能使患者过度兴奋。甲亢患者代谢率高，能量消耗增大，饮食宜高热量、高维生素，摄入足够的蛋白质和糖类，以碳水化合物类饮食为主食。要注意饮食定时，《灵枢·平人绝谷》曰："胃满则肠虚，肠满则胃虚，更虚更满，故气得上下，五脏安定，血脉和利，精神乃居，故神者，水谷之精气也。"其指出定时进食，才能使胃肠功能维持正常，有利于营养物质正常的摄取和输布，特别是甲亢患者代谢速度较快，合理定时进食才能维持正常生理所需。合理搭配也是应该注意的，《素问·脏气法时论》中记载："五谷为养，五果为助，五畜为益，五菜为充，气味合而服之，以补精益气。"其提示甲亢患者不可偏食，只有根据自身需要全面摄入营养，才会满足每日所需，促进疾病的恢复。

（4）合理运动

人们常说生命在于运动，由此可见运动与健康的关系。运动能够增强体质，强健体魄，使经络气血畅通，增强脏腑功能。正如明·龚居中《红炉点雪·却病秘诀》中指出的，运动能使"血气循视而不乱，精神内固而不摇，衰者起，萎者愈，疲癃转康健之躯，枯槁回温润之色"。而对于甲亢患者，在疾病的不同阶段，运动量应该是不同的。初期确诊后，应限制活动，要保证患者足够的休息，有利于治疗；待病情得到控制后，可从事一般的体育锻炼，如骑车、慢跑、游泳、爬山等，以提高身体素质，有效地预防感染，降低甲亢危象发生的概率。当甲亢伴有其他疾病或并发症时，应根据患者的身体耐受情况来安排体育活动，运动量应掌握在活动后患者不出现身体不适的感觉较为合适。

（5）点穴按摩

按摩是我国传统养生的保健方法之一，运用一定的手法按摩人体局部或穴位，可调整人体各部分功能，达到舒筋活络、增强机体抗病能力的功效。这里介绍一种简便易行的点穴按摩法，内关穴是治疗甲亢常用的按摩穴位。

取穴：内关穴位于前臂正中，腕横纹上 2 寸，在桡侧腕屈肌腱同掌长肌腱之间取穴。将右手 3 个手指头并拢，无名指放在左手腕横纹上，这时右手食指和左手手腕交叉点的中点，就是内关穴。

操作手法：以大拇指为手法指，用左手拇指指腹点按右侧内关穴，力度最初较轻，渐渐增强，以稍有胀痛感为宜，每穴按捏 10~15 分钟，再用右手按压左侧穴位，反复操作即可，每日 2~3 次，按摩时间可自行安排。

方义：内关，内在之关要，手厥阴之络由此别出，沿本经通过肘关、肩关上行系于心包络。穴归手厥阴心包经，为本经络穴，又是八脉交会穴之一，通于阴维脉，能顺畅三焦之气，主治本经经胃、心、心包络疾病，以及与情志失和、气机阻滞有关的脏腑器官、肢体病变，广泛应用于临床。甲亢属于中医学"瘿病""瘿气"等范畴，其病机以气痰瘀滞为主，而与阴阳气血失调，尤其是气的变化密切相关，故点按内关可用于治疗甲亢。

71. 甲状腺功能亢进性心脏病患者如何摄生与体疗

甲状腺功能亢进性心脏病（简称甲亢心）的患者除了需要严格进行规范的甲亢治疗和相关心血管治疗，同时要注重养生保健，预防病情进一步加重。

（1）调畅情志

甲亢心为甲亢的并发症，与甲亢患者的养生方法一样，需要患者有平和的心态，尽量避免负性情绪对甲亢心患者的影响。

（2）起居有常

甲亢心的患者要保持充足的睡眠，中医学认为"神静则寐"

"神动则寤"，而"心主神明"，故甲亢心的患者睡眠时间与治疗呈下降趋势，《景岳全书·不寐》亦载有"寐本阴乎，神其主也"。因此，患者需要遵循昼夜阴阳消长的规律，养成按时睡眠的习惯，根据天地阴阳之气在一天中消长变化的规律，每天晚上的子时（晚 11:00~1:00）是阴气最盛、阳气最弱、阴阳之气交接之时，故此时是睡眠的最佳时期，最能养阴，可以起到事半功倍的作用。因此，最好选择每晚 10:00~10:30 睡觉，现代研究也表明凌晨 00:00~3:00 是人沉睡的时间，这一时段内的睡眠质量最高。而中午 11:00~1:00 是人体交感神经最疲劳的时间，是经脉运行到心的时间，因此午觉能舒缓心血管系统，缓解紧张，使身体得以平衡过渡。对睡眠的姿势也要讲究，古有名言"侧龙卧虎仰瘫尸"，侧龙即侧卧位，如卧龙之盘旋，龙体依附于柱，空悬而不受压，任督相通，阴阳和顺。故养生学家认为侧卧是首选的睡姿，又认为以右侧卧为佳，如清·曹庭栋《老老恒言·安寝》载有"如食后必欲卧，宜右侧以舒脾气"。这是因为右侧卧时心脏受压较小，有利于减轻心脏负荷和增加心输出量，同时右侧卧位时肝处于低位，肝可获得较多的血供，因此建议患者最好右侧卧位睡眠。

（3）饮食调摄

甲亢心患者的饮食需要特别注意，除需要摄入高热量、高蛋白、高维生素外，还要摄入适量的矿物质，尤其要补充钾、镁、钙等，上述三种离子的下降可引发心律失常，加重病情。要避免生葱、生蒜、辣椒、酒等刺激性食物。饮食需定量，《管子·形势篇》曰："饮食节，则身利而寿命益；饮食不节，则形累而寿损。"

强调饮食定量，避免暴饮暴食，即使在饥渴难耐之时，也应缓缓进食。甲亢心患者应严格遵守，每餐不宜过饱，避免诱发或加重心衰。提倡营养均衡饮食，多食富含维生素和粗纤维食物，如新鲜蔬菜、粗粮和植物蛋白质（豆类和豆制品）；多食不饱和脂肪，如豆油、菜籽油、麻油、玉米油等。患者保持大便通畅，以免排便费力使病情加重。若出现心衰症状，则应适当限制饮水量，并且严格限制盐分的摄入。

（4）适度运动

甲亢心的患者需要一直休息吗？能否参加运动？运动是否会加重病情？许多患者会向医生提出以上问题。中医学认为"未病先防，既病防变"乃强身健体之本。平时注意锻炼身体，使人气血充盛，经络畅通，脏腑功能增强，从而起到养生防病的作用。一旦患病后，应以积极的态度，通过运动来调动机体的功能，防治疾病进一步发展。对于甲亢心的患者在病情不稳定的时候，适当的休息是治疗的一部分，但对于病情稳定的患者来说，运动不可缺少。运动要注意循序渐进，最好选择有氧运动，如慢跑、快步走、游泳，提倡中国古代健身术，如太极拳、太极剑、八段锦、五禽戏等，长期练习且不间断，具有养精神、调气血、益脏腑、通经络、活筋骨、利关节的作用。神静而气足，气足而生精，精足而化气动形，达到三元（精、气、神）合一，则有健身的效果。

（5）自我按摩

治疗甲亢心除了按医嘱服用药物外，辅以自我按摩疗法，能起到行气活血的作用，促进血液循环。

1）摩胸开郁：将右手掌面贴于左胸前（心前），做顺时针方向揉动，连续3分钟。操作时，右手压力要适中，头端平，目平视，舌抵上颚，呼吸保持均匀。可起到宽胸理气、解郁除烦的作用。

2）按穴舒心：①将右手拇指的桡侧端放在屋翳穴上（左侧乳头直上第二肋间），做顺时针方向揉动，共50次。②将右手中指指端或螺纹按放在左辄筋穴上（左侧乳头向左旁开，在腋前线上），做顺时针方向揉动，共50次。③将右手中指指端或螺纹面按在左渊穴上（左侧乳头向左旁开，在腋中线上），做顺时针方向揉动，共50次。有宁心除烦、镇静安神之功效。

3）揉丹运气：将左手掌紧贴下腹部处，右手掌加压在左手背上。随着深呼吸，手掌在腹部上下移动，即吸气时，手掌自下耻骨联合上向上脐部缓慢移动；呼气时，手掌自上脐部向下耻骨联合缓慢移动，上下为1次，共30次。能起到宽胸解郁、培补元气的作用。

72. 甲状腺功能亢进危象患者如何摄生与体疗

（1）绝对卧床休息，保持环境安静、清爽、舒适，室温保持在20℃左右，保持充足的睡眠，避免强光，减少噪音和不良刺激。对烦躁患者，可给予镇静剂，纠正水和电解质紊乱，每日饮水量不少于2000mL，给予高热量、高蛋白、高维生素饮食，以增强抵抗力。限制高纤维素和含碘高的饮食，以免加重症状，避免刺激性的食物及饮料，如浓茶、咖啡等，以免引起患者精神兴奋。

（2）社会心理状况：患者是否因甲状腺肿大影响外观而产生自卑心理，或因压迫症状而产生恐惧等。主动与患者交谈，以平和、耐心的态度对待患者，建立相互信任的关系。讲解本病的相关知识，让患者及亲属了解敏感、急躁、易怒等是甲亢临床表现的一部分，可因治疗而得到改善，减轻其焦虑、压抑等心理。保持心情愉快，避免精神受刺激。

（3）皮肤护理：患者皮肤湿润、多汗，应勤洗澡、擦拭和更衣，保持清洁、舒适；腹泻较重者，注意保护肛周皮肤。

（4）突眼的护理：高枕卧位和限制钠盐，定期眼科检查，以防角膜溃疡造成失明。

（5）严禁用手挤压甲状腺，以免过多甲状腺素进入血循环中，加重甲亢危象的病情。

（6）躁动不安者，应使用床栏保护患者安全。

73. 甲状腺功能减退症患者如何摄生与体疗

甲状腺功能减退症（简称甲减）是容易被控制稳定的疾病，但是需要患者长期适量的甲状腺激素替代治疗，这就需要甲减患者长期关注自己的甲状腺了。那么甲减患者该如何调养呢？

（1）情志养生

宋·严用和《济生方》载："夫瘿瘤者，多由喜怒不节，忧思过度而成斯疾焉。"随着现代社会压力日益增大，越来越多人的不良情绪得不到适当宣泄，久之则肝气郁结，气机不畅，以致津液不布，水湿聚而生痰，痰浊化火，灼炼津液，则痰凝结于颈部而发为本病。因此，甲减的患者需要适当地宣泄和疏导自己的不良情绪。不良情绪得不到释放就会内化，进而影响甲状腺的分泌功能。通过有节制的发泄可使情志活动不致太过，保持良好的精神状态。可用直接的方法把心中的不良情绪发泄出去，如当遇到不幸、悲痛万分时，可以大哭一场；遭遇挫折、心情压抑时，可以通过无拘无束地喊叫，将内心的抑郁、悲愤发泄出来，从而使精神状态和心理状态恢复平衡。利用倾诉和交谈进行感情宣泄也是排除不良情志的良好方法。可以找自己的知心朋友、亲人倾诉苦衷，以便从他们的开导、劝告、同情和安慰中得到力量和支持。快乐有人分享时可有更大的快乐，痛苦有人分担时会变为更小的痛苦。

（2）调理脾胃

脾与胃相为表里。脾胃的主要功能是吸收、运化、布输水谷精微物质，化生气血津液，滋养脏腑，从而使人体生命活动得以延续。因此，中医称脾胃为气血生化之源，为后天之本。甲减就是以脾肾之精、血、气、阳虚弱为主要病机，并且始于脾气虚，在此基础上脾失运化，肾失温煦，水湿内停，精明失充，气血生化乏源，变生诸证。因此，若脾胃虚衰，饮食水谷不能被消化吸收，人体所需要的营养物质就不能得以及时补充，会影响机体健康，甚至引起多个系统和器官功能衰退，正如明·李中梓《医宗必读》曰："一有此身，必资谷气，谷入于胃，洒陈于六腑而气至，和调于五脏而血生，而人资之以为生者也，故曰后天之本在脾。"

甲减的患者宜温补，忌寒凉，中医学认为，各种食物有寒热温凉之性，阳气有温煦机体、促进气血运行的作用。阳虚则寒，甲减患者怕冷、喜热、乏力，适宜进食温补。在肉类食品中，羊肉、狗肉、牛肉等性属温热滋补，适合甲减患者在冬季食用。蔬菜中韭菜、山药可以温阳健脾，瓜果类中胡桃肉可以补肾温阳，甲减患者宜多食用。寒凉生冷之物，如冷饮、苦瓜、西瓜、菊花茶等，少食为好。

甲减患者需要合理摄入热量和营养成分。甲减患者一般基础代谢率低，热能消耗减少，摄入热量不宜过高，膳食中脂肪和碳水化合物要适当限制，对肥胖患者要采取低热量膳食，蛋白质摄入量以每千克体重 1g 为宜，膳食纤维要丰富，并注意补充钙。对于已存在贫血的患者应根据情况适当补充铁剂、维生素 B_{12} 和叶酸。

甲减患者需要规律进餐，养成规律的进餐习惯，可以最大限度地改善脾胃功能。定时进食三餐，每一餐的食量宜七分饱为宜。不宜在餐前喝太多的汤水或吃零食，避免剧烈运动。进餐后不宜马上运动、开车或睡觉，需要休息半小时。

要运动健脾胃，运动可以刺激胃肠道蠕动，促进肠胃的消化和吸收，还可增加呼吸的深度与频率，促使膈肌上下移动和腹肌较大幅度的活动，从而对胃肠气道较好的按摩作用。

（3）运动养生

运动使人心情愉悦，在运动当中保持乐观的心态。无论是娱乐还是运动都是养生防病的必要条件，通过运动养生，可以使身体气血运行通畅，达到汉·张仲景《金匮要略》中所说的"五脏元真通畅，人即安和"的效果。运动可以选择一些运动量小的健身方法，如散步、郊游、踢毽等，避免跳绳、登山、跑步等运动量较大的运动；也可选择传统的运动养生方法，如太极拳、太极剑、八段锦、五禽戏等，这些养生方法可以使人体的精神、气血、脏腑、筋骨均得到濡养和锻炼，达到"阴平阳秘"的平衡状态，能达到有病治病、无病健身的功效。《素问·上古天真论》载："提挈天地，把握阴阳，呼吸精气，独立守神，肌肉若一，故能寿敝天地。"对于甲减的患者来说，由于甲状腺激素水平低，机体产热量少，所以常常耐热不耐冷，耐夏不耐冬，比一般人更容易受寒感冒。因此，冬季就更应注意防寒保暖，清晨和傍晚要减少外出活动。清晨的空气质量是全天最差的时候，对于有晨练习惯的中老年人来说，应尽量推迟早起锻炼时间。同时运动养生要注意掌握运动量的大小，运动量太小则达不到锻炼的目的，起不到健身的作用，太大则超过了机体耐受的限度，反而会使身体因过劳而受损。只有持之以恒，坚持不懈，才能收到健身的效果。

（4）保健疗法

1）足三里：位于膝眼下3寸，胫骨外大筋内。本穴为全身性强壮要穴，可健脾胃，助消化，益气增力，提高人体免疫力。艾条灸、艾炷灸均可，时间为5~10分钟。古代养生家主张常在此穴施疤痕灸，使灸疮延久不愈，可以强身益寿，"若要身体安，三里常不干"，即指这种灸法。

2）神阙：位于当脐正中处。神阙为任脉之要穴，具有补益阳气、温肾健脾的作用。宋·窦材《扁鹊心书》曰："依法熏蒸，则荣卫调和，安魂定魄，寒暑不侵，身体开健，其中有神妙也……凡用此灸，百病顿除，益气延年。"灸法：灸7~15壮，灸时用间接灸法，如将盐填脐心上，置艾柱灸之，有益寿延年之功效。

3）中脘：位于脐上4寸处。为强壮要穴，具有健脾益胃、培补后天的作用，一般可灸7~15壮。

4）拍心包经：由上自下以空掌拍打双上肢心包经循行部位5~8分钟，重点在肘部内侧，以红润或出现瘀斑为度（出现瘀斑一般是邪气出表的征象，如无其他不适可待其自行吸收）。心包经位于双上肢内侧的正中线上,《灵枢·客邪》中记载:"肺心有邪,其气留于两肘。"而中医学认为情志类疾病都与心有关,所以拍打心包经可以清心除烦,对于甲减有思绪多、压力大、平素情绪易紧张的患者有良好的调节作用。

74. 甲状腺炎患者如何摄生与体疗

(1)顺应四时

中医学认为,急性、亚急性甲状腺炎多由于风温、风火客于肺胃,或肝郁胃热,积热上壅,夹痰蕴结,以致气血凝滞,郁而化热而成。故甲状腺炎患者养生之道需顺应四时变化。《灵枢·本神》载:"故智者之养生也,必顺四时而适寒暑。"《素问·五常政大论》亦曰:"圣人治病,必知天地阴阳,四时经纪。"辨时养生,首先要注意顺时养生,只有人体内外环境保持一致、平衡协调,才能保证人体生理功能的正常。如果自然界气候发生变化,机体不能及时调整以适应外界变化,人体内外环境的统一性遭到了破坏,便会导致疾病的发生。《素问·四气调神大论》提出四时养生法则:春天应"夜卧早起,广步于庭,被发缓形";夏天应"夜卧早起,无厌于日";秋天应"早卧早起,与鸡俱兴,使志安宁,以缓秋刑";冬天应"早卧晚起,必待日光"。春夏季应夜卧早起;夏季虽然炎热,但也不能厌恶酷暑而不见阳光;秋季宜早卧早起,应和着鸡鸣;冬季宜早卧晚起,等到阳光出来再起,这是由秋冬季节,人体气血趋向于里,对外邪的抵抗力相对降低,故力求趋温避寒,以调节内外环境的平衡。另外,甲状腺炎患者需要审时避邪,因为在天气剧变、出现反常气候、超出人体调节适应能力的时候,甲状腺炎患者就容易感邪发病。

（2）饮食调适

患者应做到饮食定时定量，梁·陶弘景《养性延命录》有"不渴强饮则胃胀；不饥强食则脾劳"的记载。在固定时间段内规律进食，进食定量，饥饱适中，恰到好处，可以保证消化、吸收功能正常运行，脾胃功能也可协调配合，患者可及时得到营养供应，有利于病体恢复。常遵循"早饭宜好，午饭宜饱，晚饭宜少"的原则。清·马齐《陆地仙经》提出："早饭淡而早，午饭厚而饱，晚饭须要少，若能常如此，无病直到老。"同时要注意冷热适度，因为寒冷饮食容易损伤胃的阳气，使胃阳不足，而过热饮食则易损伤胃的阴气，使胃阴虚耗。所以《灵枢·师传》有"食饮者，热无灼灼，寒无沧沧"之说，宋·陈直《寿亲养老书》也谓："饮食太冷热，皆伤阴阳之和。"此病因风温、风火客于肺胃，因此患者切忌饮食过冷过热，并且禁饮刺激性较强的浓茶、咖啡、烟酒等，禁食辛辣之物，如花椒、葱、姜、辣椒等。山区、高原地区的群众注意食用含碘食物，如海带、海藻等。

（3）运动养生

急性、亚急性甲状腺炎的发作期，在保证充分休息的情况下进行适当轻体力运动，如散步、爬坡、原地踏步等，待病情控制后，可进行一些有氧运动，如慢跑、游泳、跳绳、登山，运动要适量，循序渐进。有些患者会有颈部疼痛，中医学认为，"痛则不通，通则不痛"。经络阻滞、气机逆乱会造成气血不通，不通则痛，因而疼痛。治疗的关键在于疏通经络，调畅气机。中医传统运动法能够使气血运行流畅，气机升降开合，可缓解疼痛。患者可练习太极拳、太极剑、八段锦、五禽戏、易筋经等功法，长期练习外能活动筋骨，内可流通气血、协调脏腑。

（4）保健气功疗法

内养功有静心安神、培补元气、调和气血、协调内脏、强健脾胃等作用，对精神不安、情绪急躁、脾胃虚弱之人有治疗强身的作用。

具体方法：①意识：精神放松，意识平和，意守丹田。②呼吸：练功时的呼吸吐纳方法，常用的有三种：吸－停－呼；吸－呼－停；吸－停－吸－呼。一般多用前两种，凡精神紧张、胃肠功能低下者宜采用第一种方法。③姿势：通常以侧卧位为主，亦可坐位或仰卧位，练功后期还可采用半卧位以增强体力。胃蠕动力较弱及排空迟缓者，宜选用右侧卧位，尤其饭后更应如此。④其他：内养功的呼吸吐纳还需配合默念、舌动、意守诸项动作，这样有利于安定情绪，排除杂念。意守丹田时，一般多意守下丹田（气海），但如患低血压或月经量多时，可意守中丹田（膻中）或上丹田（两眉间）；有高血压、头痛或经闭时，可守下丹田或足趾，不论意守何处，均应做到似守非守。

75. 结节性甲状腺肿患者如何摄生与体疗

（1）生活调理

患者应注意调理生活起居，戒烟酒及其他不良嗜好或习惯。积极鼓励患者多投身社会公益事业或有益的各项户外活动，引导他们形成良好的生活习惯，培养各种有益的兴趣爱好，如琴、棋、书、画等。借此稳定情绪，陶冶情操，优化个性，形成健康的生活方式。此外，要鼓励患者进行适度的运动，形体宜动，生命需要运动。静而少动容易导致气机不畅，气血凝滞，特别是甲状腺癌的患者本身就是由于气、痰、瘀三者壅结于颈前发病的，所以《吕氏春秋·达郁》有"形不动则精不流，精不流则气郁"的说法，明·龚廷贤《寿世保元》有"养生之道，不欲食后便卧及终日稳坐，皆能凝结气血，久则损寿"的说法。运动可以促进精气流通，气血畅达，增强抗病能力，特别适用于甲状腺癌术后的患者。运动养形的方法很多，如导引、吐纳、散步、舞蹈等。通过运动形体来调和气血，疏通经络，通利九窍，进而抵御疾病。

（2）饮食调理

患者日常用碘很有讲究，若患者在沿海地区且素有食海产品习惯，很可能是碘依赖型，故以无碘盐为宜，同时少食海带、紫菜、淡菜、贝壳类海产品等，以减少碘的摄入；若患者为内陆地区的患者，本无食海产品的喜好，多属缺碘型，故以碘盐为宜，同时选用昆布、海藻、黄药子、夏枯草即可，海带、紫菜类则不属禁忌食物。此类患者不宜食用辛热食物，如牛肉、羊肉、狗肉、火锅等，因为这类患者多有阴虚火旺之证。甲状腺癌患者如有热毒炽盛、口渴烦躁、发热不退、大便干结、小便短黄，则宜多食水果、米粥等清凉健胃、消渴除烦的食物，不宜吃辛辣燥热的发物，如牛肉、狗肉、羊肉、公鸡、大蒜及烟酒等；甲状腺吸碘率增高时不宜吃海带和加碘盐；甲状腺癌患者术后常服甲状腺素片或放化疗后极易出现阴虚火旺，症见口干、低热、盗汗、舌红、少苔、脉细数，宜多吃生津养阴之品，如梨汁、萝卜汁、藕汁、甲鱼、芦笋等，忌食辛热香燥伤阴之品，如韭菜、大蒜、狗肉、羊肉等。总之，甲状腺癌患者日常膳食要注意饮食禁忌，合理搭配，以平衡营养，固护胃气，利于病体康复。

（3）精神调理

精神和人体是一个整体中相互紧密联系的两个要素。情志不遂可引起人体内环境的变化，气血运行的紊乱，导致疾病的发生。正如《素问·举痛论》所说："余知百病生于气也。怒则气上，喜则气缓，悲则气消，恐则气下……惊则气乱……思则气结。"甲状腺癌的发生发展与精神因素，尤其与忧思、愤怒密切相关。本病患者情绪多不稳定，通常性急、易怒、好激动，并常伴有焦虑、烦躁、恐惧等，因此人际关系也常常欠佳。对此，一方面要借助药物改善患者的心理状态，必要时可以佐用一些抗焦虑、抗抑郁类精神药物；另一方面医护人员要帮助患者认识疾病，树立信心，正确对待所患疾病，鼓励患者树立未来的生活目标，克服精神上和情绪上的紧张，做好为实现生活目标而承受治疗的心理准备。实践证明，有心理准备、承受能力强、性格开朗、有战胜癌症信心的患者，机体免疫力能得到提高，其对治疗的承受能力、对治疗的反应均较好，相应的远期疗效也较好。

（4）保健气功疗法

将身体分成两侧、前面、后面三条线，自上而下、逐次进行放松。

第一条线：头部两侧→颈部两侧→肩部→上臂→肘关节→前臂→腕关节→两手→十个手指。

第二条线：面部→颈部→胸部→腹部→两大腿→膝关节→两小腿→两脚→十个脚趾。

第三条线：后脑部→后颈→背部→腰部→两大腿后面→两腿弯→两小腿→两脚底。

先注意一个部位，然后默念"松"，同时注意离开这一部位，再默念"松",从第一条线开始,循序而下,待放完第一条线后,放第二条线,再放第三条线,每放完一条线,在一定部位"止息点"轻轻意守一下。第一条线的止息点是中指,第二条线的止息点是大脚趾,第三条线的止息点是两脚心,每处止息 1~2 分钟。当第三条线一个循环放完后,再把意念集中在脐部,轻轻地意守,保持安静状态 3~4 分钟。一般每次练动作 2~3 个循环,安静片刻,然后收功。接着自然呼吸,将右手中指轻轻放在肿瘤部位。反复 10 分钟左右收功。每日早、中、晚各练 1 次,每次 30 分钟左右。

76. 地方性甲状腺肿患者如何摄生与体疗

参见"结节性甲状腺肿患者如何摄生与体疗"相关内容。

77. 青春期甲状腺肿患者如何摄生与体疗

参见"结节性甲状腺肿患者如何摄生与体疗"相关内容。

78. 甲状腺癌患者如何摄生与体疗

参见"结节性甲状腺肿患者如何摄生与体疗"相关内容。

甲状腺疾病的食疗

79. 甲状腺功能亢进症如何食疗

甲状腺功能亢进症（简称甲亢）是由于甲状腺合成释放过多的甲状腺激素，造成机体代谢亢进和交感神经兴奋，引起进食增多、排便次数增多和体重减少等症的疾病。因为身体代谢加速，消耗过度，容易引起食欲增加，进食后又消化过快，出现饥饿感，患者每天热量消耗 3000~5000kcal。因此，患者每天必须进食足够的蛋白质、糖和维生素，避免消耗过大导致营养不良，还要摄入足够的水。患者宜食含碘量低的食物，避免进食含碘量高的食物。

宜吃得清淡，多食富含维生素、矿物质的食物，如新鲜蔬菜、水果及营养丰富的瘦肉、甲鱼、淡水鱼、银耳、百合、桑椹等食物，多食坚果（花生、瓜子、松子、腰果、杏仁等）、动物肝脏、蛋黄、牛奶及奶制品、胡萝卜、豆类等食品，必要时及时补充复合维生素及钙、磷、钾、锌、镁等矿物质，纠正因代谢亢进而引起的消耗，改善全身症状。忌食含碘量高的食物，如海带、紫菜、海白菜、海鱼、虾、蟹、贝类等，少食或不食辣椒、浓茶、咖啡等有刺激性的食物，避免加重病情。

80. 甲状腺功能亢进性心脏病如何食疗

甲状腺功能亢进性心脏病（简称甲亢心）是血液循环中甲状腺激素过多，引起心脏代谢过度旺盛而致心力衰竭。引起本病的两个原因：一类是代谢增高引起的"高排出量型心力衰竭"，主要是年轻甲亢患者，表现为心动过速，心悸汗出等；另一类是诱发心脏原有的心肌缺血导致心力衰竭，是"泵衰竭"，具有心悸气短、乏力、活动后气喘等表现，多伴有房颤。宜食清淡易消化、低脂、高蛋白之物，脂肪含量过高的食物易引起血脂升高，加重心脏负担；少食多餐，每餐不宜过饱，晚餐应尽量少吃。饮食过饱导致胃肠道压力增大，心脏舒张压力增高，流回心脏的血液减少，加重心肌缺血，诱发心脏病。补充适量纤维素、矿物质，低盐饮食，多吃新鲜蔬菜、水果，进食食物的矿物质含有多种电解质，避免电解质紊乱诱发心律失常；禁食辛辣食物，以免加重机体负担。

81. 甲状腺功能亢进危象如何食疗

甲状腺功能亢进危象（简称甲亢危象）是甲亢少见的危重并发症，临床表现为高热，常在39℃以上，大汗淋漓，脱水。心率显著增快，超过140次/分以上，烦躁不安，恶心、呕吐频繁，腹痛、腹泻，严重者出现心衰、休克、陷入昏迷等。因此，甲亢危象的饮食主要是多进食足量的水分（开水、菜汤、肉汤、糖水、果汁等），防止脱水、休克，及时进食含有丰富糖分、电解质和维生素的食物，进食宜清淡易消化之品，避免刺激、难消化的食物。禁食辛辣食物以免加重高热等症状。

82. 甲状腺功能减退症如何食疗

甲状腺功能减退症（简称甲减）是由各种原因导致的低甲状腺激素血症或甲状腺激素抵抗而引起的全身低代谢综合征。

首先，甲减患者主要是由于甲状腺激素不足，碘是合成甲状腺激素的原料，海产品（海参、虾、牡蛎、海带、紫菜）含碘丰富，因此多吃海产品可以促进甲状腺激素的合成。

其次，甲减属于阳虚，适宜进食温补，在肉类食品中，羊肉、鸡肉、牛肉等性属温热滋补，可少量食用。蔬菜中韭菜、山药可温阳健脾，瓜果类中胡桃肉可补肾温阳，甲减患者宜食用。阳虚者不宜食寒凉生冷之品，如冷饮、苦瓜、金银花等寒凉之物。

最后，甲减患者手足肿胀、身体发胖，进食咸的食物会引起水、钠潴留而加重水肿，要补充足够的蛋白质，并限制脂肪、胆固醇的摄入，应进食高热量、容易消化的食物，如蛋类、乳品、肉类、香芹、干梅等；少吃偏咸的食品，如腌制的咸菜等，日常饮食一定要少吃盐。

83. 甲状腺炎如何食疗

甲状腺炎患者首先要禁止进食刺激性食物以免加重炎症反应，可多摄入一些高纤维素及新鲜的蔬菜、水果，营养均衡；宜多饮水或饮料；应多补充碘盐，食用海带、紫菜，可用碘盐、碘酱油等；供给足量蛋白质，可选用蛋类、乳品、肉类；植物蛋白可互补，如豆制品等。

少吃高脂肪类食品，如肥肉、扣肉；少食甜腻食物，忌辛辣、鱼腥、生冷、油腻、坚硬粗糙及酸性食物。

84. 结节性甲状腺肿如何食疗

结节性甲状腺肿一般没有什么临床征象，主要是通过自身触摸或体格检查发现的，少数伴有甲亢而出现相关的临床症状。饮食忌食辣椒、白酒、大蒜、浓茶等刺激食物，以免加重患者病情；低碘饮食，忌食海带、紫菜等含碘量高的海产品；多食高蛋白，如鸡肉、猪瘦肉等。

85. 地方性甲状腺肿如何食疗

地方性甲状腺肿大主要是由碘缺乏引起的，又称碘缺乏性甲状腺肿大，多见于山区和远离海洋的地区，因此饮食上要注意补碘，即食用含碘高的食物。海产品含碘丰富，宜食用海产品，如海参、虾、牡蛎、海带、紫菜等含碘丰富的食物。平时可食用墨鱼、猪肝、核桃、松子等含碘及蛋白高的食物，忌食咖啡、韭菜、洋葱等辛辣刺激的食物。可长期煲汤或煮粥食用，如紫菜粥：取干紫菜 15g，猪肉末 50g，精盐 5g，味精 1g，麻油 15g，粳米 100g，煮粥分次食用；海带排骨汤：取海带 50g，排骨 200g，黄酒、精盐、味精、白糖、姜片适量，煮汤佐餐食用。

86. 青春期甲状腺肿如何食疗

青春期甲状腺肿是进入青春期，生长发育加快，对甲状腺素的需要量增加，从而引起体内碘的相对缺乏，刺激甲状腺肿大来分泌更多的激素而出现甲状腺肿大。

食疗是坚持长期食用碘盐，可吃一些富含碘的食物（海带、海蜇皮、海鱼、海虾、紫菜等）来防止青春期甲状腺肿。进食足够的蛋白质、糖和维生素来满足青春期生长发育的需要，避免消耗过大而引起营养不良。

87. 甲状腺癌如何食疗

甲状腺癌是甲状腺恶性肿瘤，表现为甲状腺内发现肿块，表面不光滑而凹凸不平，质地硬而位置相对固定，不随吞咽上下移动。原因复杂，可能与碘的过量或不足、放射、化学损害、遗传或其他因素有关。

饮食宜多吃含碘量高的食物，如海带、紫菜、淡菜、海蜇、海参、龙虾、带鱼、甲鱼等。

宜多吃具有消结散肿作用的食物，达到缩小甲状腺肿胀的作用，如葛根、甲鱼、牡蛎、桃仁、菱、芥菜、猕猴桃等。

宜多吃具有增强免疫力的食物及水果，避免癌症消耗过大，免疫力下降，如香菇、蘑菇、木耳、薏米、红枣、山药等。

含多种维生素 C 和维生素 E 的水果，如橙子、草莓、菠萝、苹果、猕猴桃等。

忌烟、酒，忌辛辣刺激性食物，如葱、蒜、花椒、辣椒等。

甲状腺疾病患者的护理与生育

88. 男子患甲状腺疾病，妻子可以怀孕吗

甲状腺疾病具有遗传性，所以很多患有甲状腺疾病的育龄夫妻会有所担心，如男方患有甲状腺疾病，妻子是否可以怀孕呢？

一般情况下，母体的甲状腺疾病对妊娠的影响较大，女方服用的某些甲状腺药物也会影响胎儿的生长发育。那么，男子患了甲状腺疾病，妻子是否一定可以怀孕呢？答案是不一定的。男子虽然只提供精子，但如果男子的甲状腺疾病影响了睾丸的功能，出现睾丸生精功能障碍、精子的数目减少和活力减低，导致精子异常而不能正常受精时，则会出现妻子无法怀孕。也就是说，甲状腺功能减退的男性患者会出现精子数量减少、形态异常且伴有精子活动力下降的情况，精子不能完成正常的受精，妻子也不能怀孕。

除此之外，甲状腺疾病还对性功能有影响。如男性甲亢患者常表现性功能减退、性欲减退，进而出现男性不育，如阳痿、早泄、性欲降低、勃起功能障碍等。心理因素方面，甲亢患者容易紧张、烦躁，而甲减患者则有精神差、反应迟钝的表现，这些心理的因素也会导致男女不育不孕。

但是否男性甲状腺疾病患者一定会有以上症状，或者是否

有精子异常的情况呢？这也是不一定的。但不管是哪一方患有甲状腺疾病，育龄夫妻在准备怀孕前，应该先对甲状腺疾病进行治疗，男方如果患病也要积极治疗，保证提供质量最佳的精子，这样能够提高受孕的概率。

89. 女子患甲状腺功能亢进症可以怀孕吗

甲状腺功能亢进症（简称甲亢）的发病以女性患者居多，在女性患者中又以青年女性为主，而这个年龄段的女性都面临着怀孕的问题。那么甲亢女性患者能否怀孕呢？会有什么风险存在呢？

一般建议在甲亢尚未得到控制或在痊愈前不宜怀孕，尤其是病情严重的甲亢患者。因为这个阶段如果怀孕，对母体和胎儿都有风险。

首先是对母体的影响，甲亢属于高代谢疾病，患者会表现出心动过速、精神紧张等，怀孕会增加患者生理和心理的负担，使得甲亢症状加重，甚至诱发甲亢危象，危及生命。其次是对胎儿的影响，甲亢妇女怀孕后容易出现流产或早产。甲亢患者在怀孕期间，不可避免要使用甲亢药物，如果用药不当，药物通过胎盘屏障会抑制胎儿的甲状腺发育，进而造成胎儿先天性甲减，出生后可导致呆小症。怀孕期间使用 ^{131}I 治疗，胎儿会受到射线影响，影响发育，导致畸形。因此，从优生的角度考虑，甲亢时不宜怀孕，重症甲亢妇女更不能怀孕，可待甲亢治愈后，再考虑怀孕。

甲亢的治疗并非短期马上就能解决的，是一个"持久战"的过程。如果要等甲亢痊愈再怀孕，岂不是很多女性都无法怀孕？如果是轻症的甲亢女性有意愿要怀孕，在满足一定的前提和条件的基础上，还是可以的。前提是要控制好甲亢病情，评估身体状况，然后再考虑怀孕。而条件则是严格遵循专科医生的指导，怀孕期间不能随意停药或改变药物剂量，并且要定期检测甲状腺功能及胎儿的发育情况。因为甲亢患者怀孕容易流产，使用一些药物容易对胎儿造成影响，所以在怀孕阶段选择中医治疗。同时，怀孕期间应当精神放松、心情舒畅、合理作息、合理饮食，只有满足这些条件，才能使风险降到最低。

所以，甲亢女患者能否怀孕，没有一个统一的答案，要根据个人情况，具体情况具体分析。如果是重症甲亢患者，最好不要急于怀孕；如果是轻症甲亢患者，并且有强烈意愿要怀孕，则应该先把甲亢病情控制好，然后再怀孕，怀孕期间要遵循专科医生的指导。

90. 女子患甲状腺功能减退症可以怀孕吗

甲亢患者属于高代谢状态，而甲状腺功能减退症（简称甲减）患者与之相反，那甲减患者是否可以怀孕呢？这也没有一个统一的答案，也要根据个人的病情来分析。

甲减女患者怀孕会有以下风险。

（1）对母体的影响

怀孕期间，机体对碘的代谢是增快的，而且胎儿和胎盘的发育又需要从母体摄入碘。这样将导致碘不足以供应母体和胎儿的需要，孕妇处于相对缺碘的状态。碘是合成甲状腺激素的原料，甲减患者本就处于合成甲状腺激素不足的状态，怀孕后可能更加缺乏，加重病情。除此之外，甲减患者怀孕后，容易出现妊娠期高血压、贫血、自发性流产、胎盘早剥、产后出血等并发症。

（2）对胎儿的影响

胎儿神经系统发育需要甲状腺激素的支持，早期胎儿甲状腺尚未发育完全，所需的甲状腺激素来源完全依赖于母体。而甲减患者本就处于甲状腺激素不足的状态，如果母体的甲状腺激素缺乏，则会影响后代的智力发育，甚至导致先天性的甲减，出生后患呆小症。除此之外，由于甲状腺激素不足可能影响胎儿发育，导致畸胎。

既然有潜在的风险，那么女性甲减患者是不是不能怀孕？这也不一定，需要在怀孕前做出评估，包括对病情的评估及对身体情况的评估。首先病情要得到控制，身体状况能够承受，然后才能决定怀孕。在怀孕期间，需要在专科医生的指导下，遵照医嘱服药，不能随意停药或改变药物剂量，定期检查胎儿的发育情况。生活方面，平时可以适当吃一些含碘丰富的海产品。规律作息，保持心情舒畅，尽量避免加重病情的因素。

91. 甲状腺疾病会传染和遗传吗

目前甲状腺疾病比较常见，这跟现代人的生活方式和环境改变有一定的关系。既然这种疾病这么多发，人们首先疑惑的肯定是甲状腺疾病会不会传染。特别是在一些缺碘、甲状腺疾病高发的地区，患者数量较多，如地方性甲状腺肿，可能一个地区就有多个患者，对该类疾病了解不多的人会担心这种疾病有传染性，从而避而远之，而作为患者长此以往则可能有自卑心理。但实际上，甲状腺疾病是内分泌疾病，由自身的内分泌或者自身免疫出现紊乱而形成，除了甲状腺结核之外，其他甲状腺疾病是不具有传染性的，所以不会传染。甲状腺结核比较罕见，是因为感染了结核杆菌，才具有传染性。因此生活中，遇到身患甲状腺疾病的人，不需担心或害怕，而甲状腺疾病患者也不应有自卑心理。

那甲状腺疾病会不会遗传呢？这是肯定的，一些有甲状腺疾病家族史的人，容易患该类疾病。如甲亢，有的家庭可能有几个亲属是患了甲亢的，可能妈妈患有甲亢，女儿也患有甲亢，这是因为甲状腺疾病是有遗传性的。作者在临床发现，一家三姐妹都患有甲状腺疾病。有些人可能会问："为什么自己的父辈都没患甲状腺疾病，怎么自己就患了甲亢？"这是因为甲状腺疾病虽然有一定的遗传性，但却不一定发病。当压力过大、精神紧张，或是其他因素长期刺激时，就诱发甲亢。遗传的因素，就如同"定时炸弹"，如果没有诱发因素，不一定会"爆炸"。我们父辈生活的年代基本以农耕为主，不如当今社会生存压力较大，所以即使有甲状腺疾病的基因，但却不会发病。还有一些人，可能父辈有甲状腺疾病，但在生活方面注意避免不良因素，则不会诱发甲状腺疾病。在预防甲状腺疾病方面，遗传因素无法改变，但我们仍然可以通过后天努力，降低甲状腺疾病的发病率。

92. 甲状腺功能亢进症会复发吗

对甲状腺功能亢进症（简称甲亢）患者而言，甲亢的治疗周期较长，但是否治愈后就不再复发了呢？

并非如此，甲亢是会复发的，患者应当有心理准备。很多甲亢患者治愈后没过多久就复发，病情反反复复。尤其是一些有甲亢家族遗传史的患者，因为遗传基因上已经存在甲亢的基因，所以一旦后天不注意，如劳累过度、生活作息不规律、精神抑郁等，不注意避开诱发因素，就容易导致甲亢复发。甲亢的防治主要还是依靠"三分治七分养"。及时治疗固然重要，但如果生活习惯不改变，只依赖药物和医生，就难以治愈，哪怕治愈也容易复发。很多时候需要患者自身的配合和主动，如果医患之间配合好，那就可能治愈；如果医患之间配合不好，如临床经常遇到一些患者一边吃着药，一边还在熬夜，饮食不节或者还处于高压状态，病情稍微好转就停药或者治愈后就不再定期复诊，这样就导致甲亢病情反反复复。

所以甲亢治愈后，饮食方面，不能长期大量进食含碘丰富的食物；生活作息方面，要劳逸结合，不要过度劳累，适当放松，释放压力，不要熬夜晚睡；精神方面，不要压抑消极，过度紧张。还应定期复查甲状腺功能。有些人可能缺乏这方面意识，治愈后就不再复查，也没有定期检查甲状腺功能，到最后甲亢复发了却全然不知。这样反而会导致病情反复，使得治疗时间延长。因此，只有做到这些，避免诱发因素，才能防止甲亢复发。

93. 甲状腺功能亢进症内科治疗的护理要注意什么

甲状腺功能亢进症（简称甲亢）内科治疗时，要医患合作。医生除了治疗疾病，还要告知患者有关甲亢的护理，而患者要配合医生的治疗，自己加强护理。甲亢的内科治疗，需要增强以下几个方面的护理。

（1）饮食护理

甲亢患者常处于高代谢、高消耗的状态，出汗多、心率快、容易饥饿、身体消瘦。所以饮食方面，要采取高热量、高蛋白（如奶类、蛋类、瘦肉类等优质蛋白）、高维生素（如蔬菜和水果）、高矿物质、低碘饮食，提供足够的热量和营养以补充消耗，满足高代谢需要。由于出汗多，每日饮水量不少于2000~3000mL，以补充因大量出汗及呼吸加快引起的水分丢失。因为甲亢患者容易兴奋激动，所以应少喝浓茶、咖啡，少吃辛辣、煎炸等刺激性食物。同时，患者应避免进食海带、海鱼、紫菜等含碘丰富的食物。如果腹泻时，则应食用含纤维素少、调味清淡且容易消化的饮食，忌食生冷食物。

（2）心理护理

甲亢患者多表现为神经系统兴奋性增高，容易激动，情绪烦躁，所以要加强心理护理，学会自我调节，遇到烦心事多与身边的亲朋好友倾诉，不要将负面情绪积压在心中，有经济条件可以去旅行，见识不同的风景，转移注意力。正确对待外形上的改变，如突眼、脖子增粗、外表消瘦等，不要自卑。作为家属和朋友，应该多鼓励、支持患者，让其增强战胜疾病的信心。同时，应理解、包容患者的烦躁情绪，多给予引导，避免患者产生焦虑心理。作为医生，应该耐心向患者解释病情，引导患者正确认识甲亢这一疾病。尤其是一些青年女性面临怀孕的问题，医生要多跟患者沟通。如果医生不能准确充分地引导患者认识疾病，患者可能会通过其他渠道了解，现在信息技术发达，网络上难免夹杂着错误信息，错误信息可能会给患者增加心理负担，甚至影响治疗。

（3）生活护理

生活中，甲亢患者应当多休息，避免过度劳累和熬夜。居住环境保持安静，这样能够创造舒适的环境，有利于睡眠。尽量不要剧烈运动，这样会增加心脏负担。

（4）眼睛护理

如果有突眼，应当注意眼球的护理。突眼时，由于眼睑不能正常闭合保护眼球，突出的眼球容易干燥，容易接触粉尘、异物，甚至受伤。故应经常以眼药水湿润眼部，外出时应戴深色眼镜，一方面可以减少光线刺激对眼睛的刺激；另一方面可以避免灰尘、异物的直接侵害，起到保护眼睛的作用。

（5）用药护理

患者要遵循医嘱服药，不能自行改变剂量或停服，而医生也有义务告知患者药物的不良反应，嘱患者定期检测血象及甲状腺功能。由于一些抗甲状腺药物的副作用，患者在服药期间出现不适，应当及时就医，在医生指导下调整剂量，如果检查有粒细胞缺乏者，应当停药。对于长期服药的患者，要定期复查肝功能，以检查是否有肝损害。患者在服药治疗的过程中，会出现体重增加的情况，这是治疗的结果，患者不需担心，更不能随意地改变药物剂量或停药，尤其是一些爱美的女生，为了让自己不显胖，宁可停药，这是不可取的。

94. 甲状腺功能亢进症 ^{131}I 治疗的护理要注意什么

使用 ^{131}I 治疗甲状腺功能亢进症（简称甲亢）时，护理方面要注意以下几点。

（1）治疗前

1）心理护理：甲亢患者情绪易激动、多虑、易怒、注意力分散，所以在治疗前，针对患者对 ^{131}I 治疗不了解的情况，医生应当用简明扼要、通俗易懂的语言向患者讲解 ^{131}I 治疗甲亢的机制、治疗过程中的注意事项、预期疗效、不良反应和陪护人员的防护知识，尽可能减少每一位相关人员不必要的射线照射。消除患者紧张焦虑情绪和恐惧感，解除患者的思想负担。患者如果有疑惑，应当主动向医生咨询，尽量不要过度紧张或恐惧。

2）饮食护理：甲亢患者由于高代谢、高消耗，常常比较消瘦，所以可以给予高热量、高蛋白（豆类、牛奶、瘦肉）、高维生素（新鲜蔬果）的饮食，以补充足够的营养。同时，患者要喝入足够的水以补充因出汗多而丢失的水分，尽量少喝浓茶、咖啡，少吃煎炸等刺激性食物。在使用 ^{131}I 治疗前 2~4 周，禁止食用含碘丰富的食物，如海带、鱼虾、海蜇、紫菜、碘盐等，这些都会影响甲状腺的摄碘率，从而削弱疗效。

3）药物护理：在治疗前 2~4 周还应禁用碘剂（碘酒、洗必泰碘）、含碘丰富的药物（碘化物、复方碘溶液、甲状腺片和一些中药，如昆布、海藻、牡蛎、夏枯草等），停用抗甲状腺药物（甲巯咪唑、丙硫氧嘧啶），避免使用影响甲状腺吸收碘的制剂（如对氨基水杨酸、保泰松、锂、硫氰酸盐、磺胺类、硫脲类）。治疗前 1 个月不得做碘造影、血管造影、胆囊造影等。

（2）治疗后

1）饮食护理：患者服 ^{131}I 后要禁食 2 小时后才能进食，不能进食含碘丰富的食物或药物，同时要多喝水，以免影响 ^{131}I 的吸收。防止发生呕吐，因为呕吐会令 ^{131}I 摄取量达不到预期效果。2~4 周内进食与治疗前保持一致，可以适当吃一些酸性食物刺激唾液分泌，减轻 ^{131}I 唾液腺的辐射损伤。

2）放射防护：^{131}I 是一种放射性药物，所以对患者和陪护人员要进行放射防护的相关知识教育。在服药后 1 周内，患者应该住单间，在指定区域活动，与人接触距离应保持大于 1m；1 个月内不要与孕妇、哺乳期妇女及婴幼儿接触；禁止随地吐痰或唾液，应该吐进指定的容器中；服药后，排出的大小便也存在一定量的碘，为不使周围发生放射性污染，患者不能去公共卫生间大小便，应当到指定的卫生间，大小便后应当多次冲水，患者平时应及时排空小便，保持每天至少排便 1 次，排出机体不能吸收的多余的 ^{131}I，避免其对肝肾、肠道、膀胱等器官的放射损害。

3）药物反应护理：服药后，部分患者会出现恶心、乏力、口干、食欲差、皮肤瘙痒，以及甲状腺局部肿胀、压迫感等症状体征。如果症状较轻，一般会自行消退，不需处理。如果是明显不适，则应当到医院就诊。对于恶心欲呕的患者，应尽量防止呕吐，可以做深呼吸，也可以将柠檬切片放置口鼻处。口干、口腔有灼热感时，可以吃一些酸性食物或嚼口香糖促进唾液的分泌。除此之外，患者应当注意休息，切忌挤压甲状腺。

4）甲亢危象护理：服用 ^{131}I 治疗初期，要注意甲亢危象的发生。因为碘是合成甲状腺素的主要原料，所以服药初期会形成大量甲状腺素并释放入血，诱发甲亢危象，表现为高热、心率增快、恶心、腹痛，甚至休克。所以在服药初期，应当严密观察病情和生命体征，同时要避免其他诱发甲亢危象的因素。

服用 ^{131}I 治疗甲亢，除了需要加强以上防护措施外，在生活中，患者还要避免精神刺激，情绪不要过度激动；注意休息，劳逸结合；预防感冒；定期到医院复查。

95. 甲状腺功能亢进症手术治疗的护理要注意什么

甲状腺功能亢进症（简称甲亢）手术治疗的护理应当全面、综合，包括心理、饮食、并发症等多方面，护理贯穿术前和术后。

（1）手术前护理

1）心理护理：术前心理护理是很重要的，因为甲亢患者本身就精神敏感，情绪易紧张，如果对手术治疗不了解，容易产生恐惧、焦虑的心理。所以医生在手术前要向患者讲解手术方式、手术麻醉、手术效果、术后并发症和手术瘢痕的大小等。尤其是一些害怕疼痛或担心手术后瘢痕影响美观的年轻女性，医生应该认真解答其疑惑，不能只关注治疗疾病，应该从整体去思考，给予患者足够的心理护理，多与患者进行有针对性的沟通，消除患者的顾虑和恐惧，使患者的情绪逐渐平稳，主动配合治疗。同时，要取得家属的配合，鼓励家属多与患者交流，给予关心和支持，减少刺激。

患者如果在术前有疑问或担心，应当及时咨询医生。手术前，可以通过听音乐、看书、散步等放松心情，尽量避免以消极的情绪应对手术。

2）饮食护理：甲亢患者的代谢快，机体消耗大，所以术前可以进食高热量、高蛋白、富含维生素的食物，如瘦肉、豆类、牛奶、新鲜果蔬等；多喝水，以补充因大量出汗丢失的水分；忌食辛辣食物，禁饮浓茶、咖啡，以免影响睡眠质量，加重患者焦虑情绪。除此之外，忌食含碘量高的食物，如海带、紫菜、带鱼、海虾等海产品，以免加重甲亢症状。

3）药物护理：手术前，服用药物是很有必要的，一方面，可以提高甲亢患者对手术的耐受力；另一方面，可以预防术后并发症。先服用抗甲状腺药物，待甲亢症状基本控制后，改服碘剂。之所以要服用碘剂，是因为碘剂能减少甲状腺球蛋白的分解，从而抑制甲状腺素释放，防止因大量甲状腺素入血而出现甲亢危象；还能减少甲状腺血流量，使甲状腺腺体充血减少，从而变小变硬，利于手术进行。

4）生活护理：甲亢患者如果过度劳累，经常熬夜，则容易增加精神压力，所以在行为习惯上应当改正，注意劳逸结合，避免长期晚睡，保证足够的睡眠。睡觉时可以在肩下垫软枕，适应头向后仰的体位，因为手术时需要保持头部往后仰，充分暴露颈部，所以手术前的训练，可以提高患者手术时的耐受性。

（2）手术后护理

1）饮食护理：甲亢患者手术后，如果没有呕吐，术后可以先给予患者送服少量温水或凉水，若无呛咳、误咽等不适，可给予温或冷流质食物。不能给予过热的流质饮食，因为过热可使手术部位的血管扩张，加重渗血。之后根据患者的进食情况，可以逐步过渡到半流饮食和软食。为了促进伤口愈合，应当加强营养，可给予高蛋白、高热量、高维生素、易消化食物；忌浓茶、咖啡、烟酒、辛辣等。有些患者怕痛不愿吞咽食物，造成口腔分泌物增多，为了避免产生过多痰液，还应加强口腔的护理。

2）手术切口护理：手术后应当定期换药，预防感染和炎性水肿，避免挤压甲状腺，密切观察切口有无渗血、渗液，引流管是否通畅。如果渗血明显，颈部肿大，呼吸困难，应积极寻找原因，及时处理。如果有疼痛，疼痛可忍受者，可不必做特殊处理，疼痛明显者，可视情况对症处理。可以继续服用碘剂以抑制甲状腺血流量，减少出血。

（3）术后并发症护理

1）甲亢危象的护理：甲亢危象是甲亢患者手术后的一种严重并发症，一般发生于手术后12~36小时，如抢救不及时可导致患者死亡。甲亢危象主要临床表现为高温（体温＞39.0℃）、寒战、心慌、烦躁、多汗、甚至昏迷等。甲亢危象关键在于预防，术前要做好充分准备，将甲亢病情控制稳定后再进行手术。如果发生甲亢危象，要及时处理、及时抢救，密切观察病情。

2）神经损伤护理：神经的损伤是由于手术操作直接损伤或术后水肿、术后血肿对神经产生压迫，导致损伤。如果是喉返神经损伤，会表现为声音嘶哑、音调低沉；双侧喉返神经损伤，则出现呼吸困难或窒息。医生应当及时跟患者沟通，避免患者出现顾虑，并通过理疗、给予营养神经药物帮助患者尽快恢复。如果是喉上神经损伤，则喉部失去了反射性咳嗽，进食时，特别是进食水或流质时，易发生误吸、呛咳，还可能因声带松弛而出现声调低沉。所以患者早期应减缓进食速度，进食时尽量取坐位，避免食物误吸入气道。

3）甲状旁腺损伤护理：甲状旁腺与钙的代谢有关，如果手术伤及甲状旁腺，则会出现低血钙的症状，多发生于手术后的1~3天，轻者表现为口唇四周、四肢发麻等；重者表现为手足震颤、抽搐。若症状较轻，可以在医生指导下给予钙片、维生素 D_3 补钙。饮食上，宜多食高钙类食物，如豆制品、绿叶蔬菜和海产品等；限制高磷食物，因为磷会影响钙的吸收，所以宜少吃瘦肉、牛奶、禽蛋、鱼类等高磷食物。

4）呼吸困难和窒息护理：呼吸困难和窒息也是甲亢术后常见的并发症，多发生于术后48小时内，原因主要有出血压迫气管、喉头水肿、痰液阻塞等。所以手术后应严密观察患者的呼吸、伤口渗血情况以及是否有颈部压迫感等情况。患者自己也要多留意，因为有时切口用纱布覆盖，若纱布覆盖范围大、较厚，则不利于观察。若是因切口渗血压迫气管的，应当及时清除血肿，保持呼吸道通畅；若是因痰液堵塞，要找出产生痰液的原因，鼓励患者咳痰或帮助患者化痰。

除此之外，手术后患者应当保持乐观心态，不要过分紧张，更不能过度劳累，这样才有利于身体的恢复。同时患者还应定期到医院复查，以评估切口以及甲亢情况。

96. 男子患甲状腺功能亢进症会影响性功能吗

甲状腺是人体内分泌腺，其分泌的甲状腺激素能促进生长发育，对生殖器官的发育生长有重要作用。甲状腺功能亢进症（简称甲亢）患者内分泌发生紊乱，分泌的甲状腺激素增多，甲状腺激素抵抗，雄性激素相对不足。同时甲亢引起患者精神抑郁、肌肉无力等，这些影响男性患者的性功能，临床表现为阳痿、腰膝酸软、心神不宁，偶见乳房发育、脱发等。

97. 女子患甲状腺功能亢进症会影响月经吗

甲状腺功能亢进症（简称甲亢）患者主要是女性居多，我国男女发生比例为 1 ∶（4~6）。甲状腺分泌的甲状腺激素对生殖器官的发育生长有重要作用。甲状腺素分泌量由垂体细胞分泌的 TSH 通过腺苷酸环化酶 –cAMP 系统调节。而 TSH 则由下丘脑分泌的 TRH（促甲状腺激素释放激素）控制，从而形成下丘脑 – 垂体 – 甲状腺轴，调节甲状腺功能。下丘脑能分泌多种释放激素，如生长激素释放激素、促甲状腺激素释放激素、促性腺激素释放激素等。促性腺激素调控性腺，脑垂体分泌的促性腺激素能促使女子的卵巢发育，促使卵巢分泌雌激素和孕激素，通过雌激素和孕激素发挥作用。女性甲亢患者，甲状腺激素过多，反馈调节下丘脑 – 垂体轴，使脑垂体分泌的促性腺激素发生变化，从而引起女性患者月经周期、月经量发生改变。许多以月经不调为主诉就诊的女性患者，有一部分患者是由于甲亢引起的。

中医认为，妇女的经、孕、产、乳等生理特点与肝经气血有密切关系，因工作压力大，生活节奏快等遇有情志变化常引起气郁痰结、气滞血瘀及肝郁化火等病理变化，故女性易患甲亢。甲亢后肝经不舒畅，肝气郁结，反过来对妇女的经、孕、产、乳等生理特点发生改变。

98. 少儿会患甲状腺功能亢进症吗

少儿甲状腺功能亢进症（简称甲亢）主要见于 Graves 病。最常见的是患有 Graves 病孕妇体内高浓度的促甲状腺素受体刺激性抗体经胎盘进入胎儿所致，是通过母体传播。引起儿童甲亢的还有各种甲状腺炎、甲状腺腺瘤、碘过量诱发、垂体性腺瘤下丘脑性甲亢，医源性甲亢等。

大多数患儿在青春期发病，甲亢儿童在临床过程个体差异很大，一般症状逐渐加重、确诊时间长。初发病时症状不明显、进展缓慢，常呈现情绪不稳定、上课思想不集中、易激惹、多动等轻微行为改变。典型的症状表现为颈部甲状腺肿大、质地柔软、表面光滑、可随吞咽动作上下移动，眼部表现为眼球突出、眼白增宽、眼裂增宽、眼睑水肿或充血；可有青春期性发育缓慢、月经紊乱、闭经及月经量过少。

可疑者应到医院化验甲状腺激素等，多数患儿服用药物后，病情可缓解。

99. 少儿会患甲状腺功能减退症吗

甲状腺功能减退症（简称甲减）是由各种原因导致的低甲状腺激素血症或甲状腺激素抵抗，进而引发全身低代谢综合征。甲减儿童多表现为甲状腺无痛性肿大、无主观症状、智力可正常或低下、精神不振、反应慢、嗜睡、记忆力和理解力均差、行动迟缓、表情呆滞、食欲下降、腹胀、便秘、生长迟缓或停滞等。

甲减儿童常见的原因有先天性和获得性两种。

引起先天性甲减是由于遗传等原因导致甲状腺缺如或发育不全；甲状腺激素合成障碍，在甲状腺激素合成的过程中，任何环节的酶缺陷均可导致甲减，多数系常染色体隐性遗传性疾病；中枢性甲减，"丘脑－垂体－甲状腺轴"的正常反馈作用发生了障碍；暂时性甲低，可能与甲状腺轴发育延迟有关，随着原发病情的好转，甲状腺功能逐渐恢复正常。

引起获得性甲减的原因是特异性自身免疫病变，在遗传因素的基础上，由于应激、感染、创伤、碘过量摄入等环境因素作用于免疫系统，自身免疫反应损害甲状腺组织，滤泡破裂释放出甲状腺激素时，血液中甲状腺激素暂时在正常范围，即疾病处于甲状腺功能正常期。之后甲状腺会出现弥散性淋巴细胞和浆细胞在滤泡间浸润，最后滤泡出现萎缩和纤维化。随着病理变化发展，自身免疫反应的缓解或加重，疾病可逐渐进入甲状腺功能正常期和甲状腺功能减低期。

甲减儿童一定要尽早发现，及时诊断治疗，以免影响儿童正常的生长发育。

中医学对甲状腺疾病的认识与治疗

100. 中医学对甲状腺疾病是怎样命名的

甲状腺疾病属于中医"瘿病""瘿气""气瘿""中消""肝郁""肝火""心悸"等范畴。什么是瘿？瘿同婴，婴的意思是绕，因其在颈绕喉而生，状如缨，或缨核而得名。清·沈金鳌《杂病源流犀烛》说："其皮宽，有似樱桃，故名瘿。"汉·许慎《说文解字》注解说："瘿，颈瘤也。"即相当于现代的甲状腺肿大。

中医学有五瘿的病名，唐·孙思邈《备急千金要方》有石瘿、气瘿、劳瘿、土瘿、忧瘿等记载。石瘿是以颈前肿块坚硬如石、推之不移、凹凸不平为主要表现的恶性肿瘤；气瘿是以颈前漫肿，边缘不清，皮色如常，按之柔软，可随喜怒而消长为主要表现的甲状腺肿大性疾病；劳瘿是因劳伤或情绪刺激而诱发的瘿病；土瘿系因水土因素而引起的瘿瘤，如因缺碘引起的地方性甲状腺肿；忧瘿是因情志过怒、忧、思、悲、恐、惊而导致的瘿病，如甲亢、结节性甲状腺肿。

甲状腺功能亢进（甲亢）常有"中消"（多食善饥、形体消瘦）、"肝郁"（情志抑郁、胸胁或少腹胀痛）、"肝火"（目赤、易怒、头痛、胁痛、口苦、脉弦数）、"心悸"（自觉心跳快而强、

伴心前区不适感）的表现。由于本病常伴颈部瘿肿，病情变化常
与情志因素有关，症状以烦躁易怒、心悸、汗出等肝旺证候为突
出表现，中医病名以"瘿气"最为合适。

鹘眼凝睛，中医古籍称甲亢引起的突眼为"鹘眼凝睛"。

瘿痈是以喉结两侧结块，色红灼热，疼痛肿胀，甚而化脓，
常伴有发热、头痛等症状的急性炎症性疾病，相当于西医的急性
甲状腺炎、亚急性甲状腺炎。

101. 体质因素会导致甲状腺疾病吗

中医体质，是指人体的素禀之质，就是指个体生命过程中，
在先天遗传和后天获得的基础上表现出的形态结构、生理机能和
心理状态方面综合的、相对稳定的特质。如《灵枢·论勇》记
载"皮肉不坚，腠理疏松者，易感风邪；皮厚肉坚者，不易感风
邪"，即"黄色薄皮弱肉者，不胜春之虚风……黑色而皮厚肉坚，
固不伤于四时之风"。《灵枢·百病始生》又说："风雨寒热，不得
虚，邪不能独伤人……此必因虚邪之风，与其身形，两虚相得，
乃客其形。"《素问·评热病论》说："邪之所凑，其气必虚。"说
明体质强壮的人不易受邪发病，体质虚弱的人易受邪发病，这都
体现了体质对于疾病的影响。

马玉红认为该病发病是由先天禀赋不足、后天调养失度和外
邪侵袭所致。先天遗传阴虚体质之人，阴亏虚火炼液生痰，痰凝
血瘀，痰血交阻于颈而发瘿病。

古代医家也认识到，先天禀赋不足者也可发生瘿病。清·叶
桂《临证指南医案·虚劳》曰："刘（女）年十六。天癸不至，颈
项瘿痰，入夏寒热咳嗽。乃先天禀薄，生气不来，夏令发泄致

病，真气不肯收藏。"素体阴虚之人，或产后气阴俱亏，或女子发育不良、哺乳均可造成肝肾阴血不足。遇有情志因素常可引起气滞痰结、肝郁化火等病理变化，进而患瘿病，这种认识对现代认为甲亢具有家族遗传特征具有指导意义。

瘿病多见于妇女。妇女由于有经带胎产等生理特点，明·李梴《医学入门》曰："瘿气……或肾气亏虚，邪乘经产之虚。"宋·赵佶《圣济总录》亦云："妇人多有之，缘忧恚有甚于男子也。"因妇女的生理特点与肝经关系最为密切，遇情志失调、饮食不宜等因素，常引起气滞、痰凝、血瘀，以致化火。隋·巢元方《诸病源候论·妇人杂病诸候》曰："瘿病者，是气结所成。忧恚思虑，动于肾气，肾气逆，结宕所生。"而素体阴虚之人，因气郁痰凝也易于化火，更加伤阴，常致病程缠绵难已；或是病后、产后失调、长期劳累过度，气血损伤，痰阻血瘀；或是饮食水土失宜，脾胃受损，痰聚成瘿；或是湿热壅滞，气血失和造成任、督、冲脉运行障碍，阴阳偏颇而发瘿病。

102. 情志因素会导致甲状腺疾病吗

情志因素，中医学称为"七情"，包括喜、怒、忧、思、悲、恐、惊七种情绪。人非草木，岂能无情！人都有"七情"，人体对客观外界事物的不同反应，属于正常的精神活动范围。若突然、强烈，或长期、持久的精神刺激，则会影响人的生理，使机体阴阳失调，脏腑功能紊乱，进而导致疾病的发生。《庄子·杂篇》指出："故鲁莽其性者，欲恶之孽为性，萑苇蒹葭始萌，以扶吾形，寻擢吾性，并溃漏发，不择所出，漂疽疥癰，内热溲膏是也。"他认为不良情绪对身心有危害，甚至会生痈症、瘭疽、疥疮、消渴等，忧思郁虑或恼怒太过可导致瘿病。隋·巢元方《诸病源候论》记载"瘿者由忧恚气结所生"。宋·严用和《济生方·瘿瘤论治》曰："夫瘿瘤者，多由喜怒不节，忧思过度，而成斯疾焉。大抵人之气血，循环一身，常欲无滞留之患，调摄失宜，气凝血滞，为瘿为瘤。"宋·王怀隐《太平圣惠方·治瘿初结诸方》曰："夫瘿初结者，由人忧恚气逆，蕴蓄所成也。"宋·赵佶《圣济总录·瘿瘤门》曰："忧、劳、气则本于七情。"明·陈实功《外科正宗》指出："夫人生瘿瘤之症，非阴阳正气结肿，乃五脏瘀血、浊气、痰凝而成。"古人的记载是在说明如果忧愁思虑、抑郁不解、恼怒创伤，则损于肝，导致肝失疏泄，木（指肝）失条达，肝气不舒，气机郁滞，津凝为痰；或气郁化火，炼液为痰，痰气相阻，郁结颈前，而形成瘿病，且病情消长常与情志波动相关。

现代医家也重视情志因素对于瘿病的影响，认为如果人长期情志不舒，肝失调达，遂使肝旺气滞，血瘀痰阻留结于喉而成瘿病；凝聚目窠，则眼胀、眼球逐渐突出；肝郁化火，耗伤津液，引动君火，心悸、怔忡；肝火旺，移热于胃，则消谷善饥；肝火累及肾阴，水亏无以涵木，则腰酸、头晕、耳鸣；肝木乘脾土，脾失健运，则大便溏泻；肝的本经自病，虚风内动，则经脉拘急、双手震颤。情志失调，怒久不解，肝之疏泄失常，木失条达之性，则肝气内郁、化火冲逆；冲于心者，则心神不能内潜，症见心悸而烦；冲于肺者，肺失司皮毛之功，腠理不密，久蒸津液则泄而多汗；横犯脾胃者，则脾阴受损，胃液被耗，水津内乏，求救于饮食，口渴引饮，善食而瘦，腹泻；肝开窍于目，肝气抑郁，升而不降，眼瞳如怒视状，久盛耗气伤阴，终致肝肾阴亏。

是故情志致病者，肝首当其冲，病久肝阴被灼，上能引动心火，耗伤心阴，下可损及肾水。心、肝、肾在病理生理上相互影响，肾水不足，不能上承以济心火，下济以涵肝木，导致阴亏益甚，结果心、肝、肾三脏俱损，相互为患，使病情加重，痰瘀互结而成瘿肿目突。

103. 水土因素与瘿病（甲状腺疾病）有关吗

瘿病发生与水土因素有极为密切的联系。饮食水土失宜，脾胃受损，脾失健运，湿聚生痰，痰凝气滞，痰气交阻于颈成瘿。《左传·成公六年》说："土厚水深，居之不疾"，意思是如果土地丰厚，水源充足，那么居住在那里就不会生病。《淮南子》曰："阴气多瘿"，即阴气多的地方多患瘿病。晋·张华《博物志》中有"山居多瘿"的记载，隋·巢元方《诸病源候论》指出"瘿者……亦由饮沙水，沙随气入于脉，搏颈下而成之"，并引《养生方》云："诸山水黑土中出泉流者，不可久居，常食令人作瘿病，动气增患"。清·沈金鳌《杂病源流犀烛·瘿瘤》："西北方依山聚涧之民，食溪谷之水，受冷毒之气，其间妇女，往往结囊如瘿"。宋·撰人未详《小儿卫生总微论方·项瘿论》说："小儿项瘿……葛根在地，泉流浸之，人因取其水以食饮，则生项瘿，故近山居人多有之，以葛生在山中故也"。宋·窦材《扁鹊心书·气瘿》曰："若山居人，溪涧中，有姜理石，饮其水，令人生瘿瘤"。以上各说均表明该病的发生与一定的地理环境有关。现代医学证实，此类瘿病是由于水、食物、土壤中碘质缺乏所致，多属地方性单纯性甲状腺肿。

104. 甲状腺疾病的中医病机是什么

中医对甲状腺疾病的病机主要有以下观点。

（1）本虚为主

张晓梅认为甲状腺疾病与先天肾阴不足关系密切，发病是先天肾阴亏虚为其本，情志刺激、肝火郁结为其标，应为本虚标实。陈勇鸣认为脾中元气下陷，阴火上乘为主要病机。

（2）标实为主

方水林认为本病临床上以燥热者居多，燥热过盛常损阴津，久则影响脾胃，导致脾胃虚寒，痰瘀阻络；实在于肝郁化火、胃热亢盛兼气滞痰瘀蕴结，结于颈前及眼后可见瘿瘤与突眼，痰火上扰蒙蔽心包又可见甲亢危象。陈继婷总结为相火妄动，痰瘀并存，心肝失调，脾肾多虚，虚实夹杂，数脏同病。

（3）虚实夹杂

郭宝荣等强调甲亢的病机重点为本虚标实。本虚以气阴亏虚为主，标实为燥热、痰浊及瘀血为主。初期多以心肝火郁（旺），燥热炽盛，阴津灼伤为主；病久则以气阴两伤，阴虚火旺为主要特点。而董倩则认为甲亢发病为情志不调，肝气郁结，后致肾气亏虚，肾阴不足，所以病机是肝郁肾虚。林兰、方壮生引《济生方》而认为，喜怒不节，忧思过度而成斯疾。人之气血，循环一身，常欲无滞留之患，调摄失宜，气滞血凝，为瘿为瘤。刘清平认为本病突眼病因乃长期忧思、郁怒、悲伤等情志损伤，使气机瘀滞，津液运行不畅而成痰，血行不畅而成瘀，气滞痰凝，血瘀壅结颈前形成瘿病。气郁往往易化风化火，引导肝经风火上逆，夹痰夹瘀上壅肝窍而形成突眼。

105. 古代中医学是怎样治疗甲状腺疾病的

（1）气郁痰结型

该型为瘿病的基本类型，临床最为常见。如最早记载的唐·孙思邈《备急千金要方》治五瘿方剂，以后被宋·陈言《三因极》、宋·严用和《济生方》等称为破结散，唐·王焘《外台秘要》的小麦汤方，以及至今临床仍习用的宋·王怀隐、陈昭遇《太平圣惠方》的神效方，金·张从正《儒门事亲》的化瘿丹，元·罗天益《卫生宝鉴》"治瘿气久不消"的海带丸和"治瘿气大盛，久不消散"的海藻溃坚丸，清·顾世澄《疡医大全》记载的四海舒郁丸、清·程国彭《医学心悟》的消瘰丸、明·陈实功《外科正宗》的海藻玉壶汤等。唐宋以后，该类方剂层出不穷。药选牡蛎、青木香、陈皮、海蛤粉、海带、海藻、昆布、海螵蛸、贝母、青皮、川芎、当归、连翘、半夏、甘草、独活等。

（2）气郁痰结，瘀血凝滞型

该型多适用于瘿瘤质地较硬或伴结节者。如《外科正宗》"治瘿瘤已成，日久渐大"的活血散瘿汤和"治忧郁伤肝，思虑伤脾，致脾气不行，逆于肉理，乃生气瘿，肉瘿，皮色不变，日久渐大"的十全流气饮，清·王维德《外科证治全集》的犀黄丸等。药选白芍、当归、陈皮、川芎、半夏、熟地黄、茯苓、丹皮、红花、昆布、甘草、青皮、赤茯苓、乌药、香附、醋乳香、醋没药等。

（3）情志不舒，气郁化火型

该型适用于瘿气咽喉肿塞者。如《太平圣惠方》治"颈卒生结囊，欲成瘿"的木通散方，"治瘿气咽喉肿塞，心胸烦闷"的半夏散方，以及其他治瘿气诸方。药选木通、槟榔、赤芍药、黄莛（枯黄的芦莛）、当归、车前子、甘草、半夏、吴茱萸、桂心、人参（去芦头）、白术、当归、厚朴、枳实等。

（4）气郁痰结，阴虚火旺型

该型多适用于瘿气伴阴虚火旺证候者。最具代表性的莫如清·程国彭《医学心悟》的二冬汤与消瘰丸合用。若见心肝阴虚，可用明·洪基《摄生秘剂》的天王补心丹和清·魏之琇、王士雄《柳州医话》的一贯煎等以及元·朱震亨《丹溪心法》的大补阴丸等。药选天冬、麦冬、花粉、黄芩、生地黄、玄参、牡蛎、贝母、丹参、茯苓、远志、五味子、酸枣仁、柏子仁、北沙参、枸杞子、知母、黄柏、龟甲。

106. 中医学是怎样治疗甲状腺功能亢进症的

中医认为，甲状腺功能亢进症（简称甲亢）多由于情志内伤，饮食及水土失宜，以致气滞、痰凝、瘀血壅结颈前所引起，以颈前肿大为主要临床特征，本病多为阴虚肝郁，肝阳上亢，心阴亏损，采用滋阴平肝潜阳为治疗原则，兼予养血安神制剂。

本病多分型论治，中医治疗甲亢分为九型。

（1）胃热亢盛型

症见多食易饥，汗多怕热，口渴喜饮，气短乏力，舌红苔白，脉洪大数（比正常跳得快，每分钟 90 次以上）或细数。宜清胃除热，益气养阴。方选白虎加人参汤合麦门冬汤加五味子。药选石膏、知母、甘草、太子参或党参、麦门冬、五味子、浙贝、白芍、玄参等。

（2）肝气郁滞型

症见烦躁易怒，心悸胸闷，善叹息，失眠多梦，口干口苦，头晕头痛，舌红苔黄，脉弦数。宜疏肝清热，软坚散结。宜消瘰丸合小柴胡汤加减。气滞日久，郁而化火伤阴，可选丹栀逍遥散。药选牡蛎、玄参、浙贝母、柴胡、黄芩、赤芍、甘草、牡丹皮、栀子、猫爪草等。

（3）心血瘀阻型

症见甲状腺肿大，心悸，眠差，心痛时作，痛如针刺，唇舌青紫，舌质紫暗或有瘀。方选消瘰丸合桂枝茯苓丸加减。药选牡蛎、玄参、浙贝母、猫爪草、桂枝、茯苓、牡丹皮、赤芍、桃仁等。

（4）痰浊扰心型

症见甲状腺肿大，心悸，眠差，胸闷痰多，舌淡红苔白厚，脉弦（像弓弦那样紧张）滑。治宜豁痰下气，软坚散结。方选消瘰丸合瓜蒌薤白半夏汤。药选牡蛎、玄参、浙贝母、猫爪草、瓜蒌、薤白、半夏等。

（5）气阴两亏型

症见甲状腺肿大或不大，心悸，眠差，纳呆，乏力，喉中异物感，口干，大便干结，舌淡，苔薄白，脉细滑或沉。治以益气养阴。方选生脉散合炙甘草汤加减。药选党参或太子参、麦冬、五味子、炙甘草、生地黄、大枣、阿胶、胡麻仁、牡蛎、玄参、浙贝等。

（6）心气亏虚型

症见甲状腺肿大或不大，心悸不宁，善惊易恐，坐卧不安，少寐多梦易惊醒，恶闻声响，食少纳呆，苔薄白，脉弦细。治宜镇惊定志，养心安神。方选安神定志丸加生龙骨、生牡蛎。药选茯苓、茯神、党参、远志、石菖蒲、龙齿、生龙骨、生牡蛎等。

（7）心阳不足型

症见甲状腺肿大或不大，心悸不安，胸闷短气，动则尤甚，面色苍白，形寒肢冷，舌淡苔白，脉虚弱或沉细无力。治宜温补心阳，潜镇安神。方选桂枝甘草龙骨牡蛎汤。药选桂枝、甘草、龙骨、牡蛎、龙齿、茯神、党参、黄芪等。

（8）心脾两虚型

症见甲状腺肿大或不大，心悸气短，头晕目眩，面色无华，神疲乏力，纳呆食少，腹胀便溏，少寐多梦，健忘，舌淡红，脉细弱。治宜补血养心，益气安神。方选归脾汤。药选党参、黄芪、白术、当归、茯神、远志、酸枣仁、龙眼肉、大枣、炙甘草。

（9）肝血不足型

症见甲状腺肿大或不大，心悸气短，心烦失眠，五心烦热，盗汗，舌淡红少津，脉细数。治宜养阴安神。方选酸枣仁汤。药选党参、黄芪、熟地黄、知母、茯神、川芎、远志、酸枣仁、龙眼肉、大枣、炙甘草。

107. 中医学是怎样治疗甲状腺功能亢进性心脏病的

甲状腺功能亢进性心脏病（简称甲亢心），多属中医"怔忡""心悸""水肿"等范畴。临床上以心之阴血不足、心气不足、心火亢盛，或心阳虚衰水气凌心所致。

（1）心火亢盛，心神不安证

心火亢盛，心神不安多由心肝火旺所致。症见心烦易怒，瘿肿眼突，面部烘热，怕热自汗，口苦目赤，头目昏眩，肢体震颤，舌质红，苔薄黄，脉弦数。治宜清心泻火，宁心安神。方选朱砂安神丸加减。药选朱砂（要在医生指导下用）、黄连、炙甘草、生地、当归等。

（2）心气不足，心神不宁证

本型心悸，常伴乏力、自汗等气虚症状。治宜补益心气，宁心安神。方选生脉散加减。药选西洋参或党参或太子参、麦冬、五味子等。

（3）心阴血不足，心神不安证

本型心悸，常伴有低热、咽干、舌红少苔、脉细数等阴血不足之象。治宜滋阴降火，补心安神。方选天王补心丹加减。药选生地黄、人参、元参、天冬、麦冬、丹参、当归、党参、茯苓、石菖蒲、远志、五味子、酸枣仁、柏子仁、朱砂及桔梗等。

（4）心衰之心阳虚衰证

本型常伴有畏寒、肢冷、水肿等水气凌心之象。治宜温通心阳。方选真武汤合瓜蒌薤白白酒汤加减。药选茯苓、芍药、白术、生姜、制附子、瓜蒌、薤白、白酒（适量醋或高粱酒）。

（5）心血瘀阻证

症见心悸，气短，胸闷，或心胸疼痛，舌质紫暗，有瘀点，脉涩或结代。治宜活血化瘀。方选血府逐瘀汤加减。药选当归、生地黄、桃仁、红花、枳壳、赤芍、柴胡、甘草、桔梗、川芎、牛膝等。

心悸原因不同，治法也有差异。选用黄芪生脉饮、炙甘草汤、真武汤等。属于心肝火旺，心神不安者，除清泄心肝之火外，常配伍磁石、代赭石、生牡蛎、珍珠母等重镇安神药物；属于心血亏损、心气不足、心神不安者，除养阴血益心气药物外，常配伍麦冬、柏子仁、夜交藤、龙眼肉、远志、五味子等养血安神药；心阳衰竭水肿者，常配伍车前子、泽泻等利水消肿之品。必要时配伍赤芍、红花、桃仁等活血之品。

108. 中医学是怎样治疗甲状腺功能亢进性突眼的

临床上主要可以分为脾虚证、肾虚证、肝火证三种证候。

（1）脾虚证

眼胞肿胀，眼结膜下水肿，可伴肢体肿，舌苔薄白，脉缓。治用补脾渗湿利水之法。方选五苓散合参苓白术散加减。药选猪苓、茯苓、白术、泽泻、太子参、山药、莲子、甘草等。

（2）肾虚证

眼突日久不愈，眼胀，视物模糊或有复视，腰酸，舌红少苔，脉细数。治宜补益肝肾，清肝明目。方选杞菊地黄丸加减。药选枸杞子、菊花、地黄、山茱萸、山药、牡丹皮、泽泻、茯苓等。

（3）肝火证

眼内异物感，灼痛，刺痛，畏光，流泪，两眼发赤，伴口干口苦，大便结，舌苔黄，脉弦数。方选龙胆泻肝汤或丹栀逍遥散加减。药选龙胆、黄芩、柴胡、生地黄、车前子、泽泻、木通、牡丹皮、栀子、白芍、茯苓、甘草等。

109. 中医学是怎样治疗甲状腺功能亢进危象的

甲状腺功能亢进危象（简称甲亢危象）多属于中医"温热病""神昏"等病范畴。根据临床表现不同可分为以下情况辨证治疗。

（1）湿热蒙蔽昏迷

症见恶心，呕吐，腹泻，纳差，身热不退，朝轻暮重或昏迷时清时昧或似清似昧，时或谵语，舌苔黄腻，脉濡缓而数。证属中焦湿热弥漫、呕吐腹泻者，可用藿香正气散或宣清导浊汤加减。药选大腹皮、白芷、紫苏、茯苓、半夏曲、白术、陈皮、厚朴、桔梗、藿香、甘草、猪苓、寒水石、晚蚕沙、皂荚子等。外感湿热之邪，壅遏清阳，蒙蔽孔窍所致，湿热郁蒸不解，蒸酿痰浊，蒙蔽清窍，心神失守而致昏迷。治宜清热利湿，开窍醒神。葶苈方合菖蒲郁金汤（石菖蒲、葶苈子、胆南星、竹茹、茯苓、郁金、天竺黄、法半夏、甘草），配伍使用至宝丹、玉枢丹等。

（2）暑邪内闭昏迷

症见突发昏仆，不省人事，无汗或汗出不止，面赤烦闷气粗，舌红苔黄，脉洪大或数。多为暑天发病，由暑热内闭，神明失守所致。治宜清暑开窍辟秽。方选玉枢丹，送服王氏清暑益气汤（西洋参、石斛、麦冬、黄连、竹叶、荷梗、知母、甘草、粳米、西瓜翠衣）。若暑热炽盛、高热不退者，可与白虎汤或玉女煎加减。药选石膏、知母、甘草、生地黄、麦冬、牛膝等。

（3）热闭心包昏迷

症见高热昏迷，烦躁不宁，谵妄，或昏聩不语，循衣摸床、撮空理线，便秘溲赤，或伴衄血、斑疹，舌质红绛，脉洪数。多由温病邪热，内闭心包，扰乱神明所致。治宜清心开窍。方用清宫汤［犀角（水牛角代）、生地黄、玄参、竹叶心、麦冬、丹参、黄连、金银花、连翘］送服安宫牛黄丸、至宝丹，或配合使用醒脑静注射液或清开灵注射液。若热毒炽盛，充斥三焦，症见高热、神昏谵语、壮热烦渴、衄血、斑疹者，可用玉女煎气血两清。

（4）瘀热阻窍昏迷

症见昏迷谵语，其人如狂，身灼热，但欲漱水不欲咽，便结，口干，或见斑疹，吐血，舌质深绛，脉沉涩。多由温病热中，邪热兼灼营阴，脉络阻滞，心窍受阻所致；或其人素有损伤，复感温热之邪，瘀热交阻，扰乱心神。治宜清热凉血通瘀开窍。方选犀地活络饮或犀角地黄汤。药选犀角（水牛角代）、生地黄、牡丹皮、淡竹沥、连翘、桃仁、生姜汁等。

110. 中医学是怎样治疗甲状腺功能减退症的

甲状腺功能减退症（简称甲减）是以虚（阳虚或气虚）为主要病机，但甲减始于脾气虚，在此基础上脾失运化，肾失温煦，水湿内停，精明失充，气血生化乏源，变生诸证，故始终贯穿以虚为本，在脏腑始终不离脾肾二脏。

（1）脾气亏虚证

症见神疲乏力，少气懒言，反应迟钝，纳呆腹胀，便秘或便溏，四肢不温，面色萎黄或苍白，皮肤干燥，舌质淡，苔薄白，脉细弱。治宜健脾益气。方选四君子汤（党参、茯苓、白术、甘草）加减。若腹胀甚，加广木香、陈皮理气除胀；伴阳虚者，加肉桂、炮姜通阳散寒；伴心血虚者，加茯神、远志、当归养血安神；若夹瘀者，加丹参、牛膝活血化瘀。

（2）脾肾阳虚证

症见神倦思睡，少气懒言，面色苍白，纳呆腹胀，畏寒肢冷，腰膝酸软，性欲淡漠，男子阳痿，女子闭经或少经，小儿发育迟缓，智能低下，舌质淡，舌体胖大，苔白腻，脉沉细而缓。

治宜益气健脾，温肾助阳。方选济生肾气丸（熟地黄、山茱萸、山药、牡丹皮、茯苓、泽泻、附子、桂枝、牛膝、车前子）合四君子汤加减。阳虚甚，加仙茅、淫羊藿温阳散寒；气滞夹湿者，去熟地黄，加砂仁、广木香醒脾理气除湿；若智能发育不全或智力下降明显，加鹿角胶（烊化）、菟丝子、巴戟天填精益髓；若夹瘀，加川芎、丹参活血化瘀。

（3）心肾阳虚证

症见神疲倦怠，畏寒肢冷，面浮肢肿，心悸心慌，胸闷气促，腰膝酸软，阳痿闭经，舌质淡，舌体胖大，苔滑腻，脉迟缓。治宜温补心肾，化气利水。方选济生肾气丸合保元汤（人参、甘草、肉桂、黄芪、糯米）加减。若胸闷较甚，甚至胸痛，加郁金、川芎、枳壳理气止痛；畏寒肢冷较甚者，加仙茅、鹿茸温阳散寒；喘促短气，动则更甚，加五味子、蛤蚧固肾纳气。

（4）阳气衰微证

症见嗜睡、昏睡，甚至昏迷，肢软体凉，呼吸微弱，舌质淡，脉迟微弱，甚至脉微欲绝。治宜益气回阳救逆。方选四逆加人参汤。药选附子、干姜、甘草、人参。可同时应用大量参附注射液。

（5）针灸治疗

针灸可选脾俞、肾俞、足三里、关元、气海，施以补法或加艾灸。

111. 中医学是怎样治疗甲状腺炎的

（1）急性、亚急性甲状腺炎

本病多因风温、风火客于肺胃，或内有肝郁胃热、积热上壅，夹痰蕴结，以致气血凝滞，郁而化热而成。本病相当于瘿痈。

1）内治：①气滞痰凝证：症见肿块坚实，皮色不红或微红，轻度作胀，重按才感疼痛，其痛牵引耳后枕部，或有喉间梗塞感，痰多，一般无全身症状，苔黄腻，脉弦滑。治宜疏肝理气，化痰散结。方选柴胡清肝汤加减。药选川芎、当归、白芍、生地黄、柴胡、黄芩、栀子、天花粉、防风、牛蒡子、连翘、甘草等。②风热痰凝证：症见局部结块，红肿疼痛明显，伴恶寒发热，头痛，口渴，咽干，苔薄黄，脉浮滑或滑数。治宜疏风清热，化痰消瘿。方选牛蒡解肌汤加减。药选牛蒡子、薄荷、荆芥、连翘、栀子、牡丹皮、石斛、玄参、夏枯草等。

2）外治：初期宜用箍围药，如金黄散、四黄散、双柏散，水或蜜调制外敷，每日1~2次。若成脓宜切开排脓，八二丹药线引流，金黄膏外敷。

（2）慢性淋巴细胞性甲状腺炎

本病的发生多与素体衰弱、正气亏虚有关，常因水谷不能正常运化，停聚成痰，痰阻气行，导致气滞血瘀，炼液成痰，壅滞经络，痰气瘀壅结于颈前而成瘿。

1）痰瘀凝结证：症见甲状腺肿大，质地较硬，或有疼痛，疲倦乏力，纳呆欲吐，舌质暗，或有瘀斑瘀点，苔白腻，脉细涩。治宜行气化痰，活血消瘿。方选二陈汤合桃红四物汤加减。药选法半夏、陈皮、茯苓、甘草、桃仁、红花、熟地黄、白芍、当归、川芎等。

2）肝郁脾虚证：症见甲状腺肿大或萎缩、胸胁苦闷、善太息、纳差、便溏，舌质淡暗，苔白腻，脉弦滑。治宜疏肝健脾，行气化痰。方选逍遥散加减。药选当归、白芍、柴胡、茯苓、白术、生姜、薄荷、甘草等。

3）肝肾阴虚证：症见颜面潮红，口苦咽干，神疲乏力，伴心悸失眠，腰膝酸软，头晕目眩，舌质红，苔少，脉细数。治宜滋补肝肾，软坚消瘿。方选杞菊地黄丸加减。药选地黄、茯苓、枸杞子、菊花、牡丹皮、泽泻、怀山药、山茱萸等。伴气虚，加党参、黄芪健脾益气；甲状腺肿大，加玄参、生牡蛎软坚散结。

4）脾肾阳虚证：症见面色㿠白，神疲嗜睡，纳呆便溏，畏寒肢冷，肢体浮肿，腰膝酸软，男子阳痿，女子闭经，舌质淡，舌体胖大，苔白腻，脉沉弱或沉迟。治宜温补脾肾，化气行水。方选四逆汤合五苓散加减。药选制附子、干姜、炙甘草、猪苓、茯苓、白术、泽泻、桂枝等。阳痿，加鹿茸、山茱萸温肾壮阳；闭经，加当归、川续断养血调经。

5）灸法：隔药灸，在药粉中加入活血化瘀、益气温阳药物。

112. 中医学是怎样治疗结节性甲状腺肿的

（1）肝郁气滞证

症见颈粗瘿肿，边缘不清，皮色如常，质软不痛，随吞咽而上下移动，瘿肿过大时有沉重感，或伴有呼吸困难，咽下不适，声音嘶哑，舌淡红，苔薄，脉弦。治宜疏肝理气，解郁消肿。方选四海舒郁丸（青木香、陈皮、海蛤粉、海带、海藻、昆布、海螵蛸）加减。

（2）肝郁肾虚证

症见颈粗瘿肿、皮宽质软，伴神情呆滞，倦怠畏寒，肢冷，性欲下降，舌淡，脉沉细。治宜疏肝补肾，调摄冲任。方选四海舒郁丸合右归饮（熟地黄、枸杞子、杜仲、山药、炙甘草、肉桂、山茱萸、附子）加减。

113. 中医学是怎样治疗甲状腺癌的

甲状腺癌相当于中医的石瘿。

（1）气郁痰凝证

症见颈前肿块无痛，坚硬如石，生长较快，表面高低不平，肤色不变，伴性情急躁或郁闷不舒，胸胁胀满，口苦咽干，纳呆食少，舌质淡暗，苔白或腻，脉弦滑。治宜理气开郁，化痰消坚。方选海藻玉壶汤和逍遥散加减。药选海藻、贝母、陈皮、昆布、青皮、川芎、当归、连翘、半夏、甘草、独活、海带、当归、白芍、柴胡、茯苓、白术、生姜、薄荷、甘草等。

（2）气血瘀滞证

症见肿块增长快，坚硬如石，表面不光滑，活动度差或消失，疼痛，或有皮肤青筋暴露，伴形体消瘦、神疲乏力，或有喑哑，舌质红，有瘀斑，苔黄，脉弦数。治宜理气化痰，活血散结。方选桃红四物汤与海藻玉壶汤加减。药选桃仁、红花、熟地黄、白芍、当归、川芎、海藻、贝母、陈皮、昆布、青皮、川芎、当归、连翘、半夏、甘草、独活、海带等。

（3）瘀热伤阴证

症见肿块坚硬如石，推之不移，局部僵硬，伴形体消瘦、皮肤枯槁、声音嘶哑、腰酸无力，舌质红，少苔，脉细沉数。治宜养阴和营，化痰散结。方选通窍活血汤与养阴清肺汤加减。药选赤芍、川芎、桃仁、红枣、红花、老葱、鲜姜、生地黄、麦冬、甘草、玄参、贝母、牡丹皮、薄荷、炒白芍等。

主要参考文献

［1］陆再英，钟南山.内科学［M］.第7版.北京：人民卫生出版社，2008.

［2］孙传良，刁幼华.甲状腺功能亢进症［M］.北京：人民卫生出版社，2001.

［3］叶海军.甲状腺相关疾病与慢性咽炎的关系分析［J］.吉林医学，2005，36（9）：1837-1838.

［4］吴作艳，王炳元.甲亢性肝损害［J］.中国实用内科杂志，2002，22（5）：311.

［5］张洁，王邦茂，吕宗舜，等.Graves病甲亢患者慢性胃炎发病的免疫学机制［J］.天津医药，2007，35（5）：326-328.

［6］黄仰模，连至诚.甲状腺机能亢进症患者消化道功能异常的探讨［J］.新消化病学杂志，1996，4（11）：621-622.

［7］刘宏娟.甲状腺功能亢进性心脏病46例临床分析［J］.承德医学院学报，2007，24（4）：435-436.

［8］葛宜兵，葛明敏，郑玉翠，等.分析甲状腺功能亢进性心脏病患者心脏彩超的表现及临床特点［J］.中西医结合心血管病杂志，2015，3（15）：133-134.

［9］于志恒，陈崇义.世界卫生组织应重视高碘引起甲状腺肿的危害［J］.中国地方病学杂志，2005，24（3）：239-241.

［10］姚建宇.血清T_3、T_4、TSH、FT_3、FT_4在甲亢和甲减诊断的评价［J］.中国临床医生，2003，31（5）：29-30.

［11］马玉红.《金匮要略》温经汤治疗甲亢体会［J］.山东中医杂志，

2007，26（3）：69.

［12］邝秀英.廖世煌的甲亢性甲状腺肿大的经验［J］.辽宁中医杂志，
2001，28（7）：398.

［13］蔡渔秦.试论通补任督冲脉法与"甲亢症"［J］.陕西中医，1989（12）：
539-540.

［14］倪毅，李琳.浅述甲状腺功能亢进症的证治［J］.实用中医药杂志，
2003，19（2）：106.

［15］魏铁力，邓颖，朱琴珍.育阴补肾治甲亢［J］.山西中医，2001，17（1）：
57-58.

［16］张晓梅.姜良铎教授治疗甲亢经验［J］.北京中医药大学学报，2000，
23（6）：66-67.

［17］陈勇鸣.甲亢从脾论治体会［J］.实用中医药杂志，2000，16（8）：
42.

［18］方水林.甲状腺功能亢进辨治心法［J］.四川中医，2002，20（3）：
15.

［19］郭宝荣，冯建华，张娟，等.愈瘿片治疗甲状腺功能亢进症的临床研
究［J］.山东中医药大学学报，2000，24（2）：97-100.

［20］董倩，尹在汉.白青山治疗甲亢验案［J］.北京中医，2001，20（4）：4.

［21］方壮生，赵华妹，张卫民.血竭联合他巴唑治疗甲状腺机能亢进症39
例［J］.中国中西医结合杂志，2000，20（2）：532.

［22］刘清平.廖世煌辨治甲状腺机能亢进突眼症经验［J］.浙江中医杂志，
2001（1）：4-5.

［23］刘丽娟，黄仰模.黄仰模教授中医治疗甲亢的经验［J］.中国中医药
现代远程教育，2008，6（10）：1158-1159.

［24］李曰庆.中医外科学［M］.北京：中国中医药出版社，2007.